Bienvenidos

Gran Sabor Por Poco Dinero

Comidas Familiares Completas Por Menos de $10

ISBN 10 is 1456522752
EAN-13 is 978-1456522759

Queridos Amigos,

Durante estos difíciles tiempos económicos y con muchos de nosotros padeciendo diabetes, enfermedades cardíacas y obesidad, yo he compartido mis recetas personales que no son solamente saludables y deliciosas pero también son económicas para su familia.

Por menos de $10, he creado recetas deliciosas y nutritivas que pueden alimentar a toda la familia. A diferencia de otros libros de cocina, he diseñado una comida completa, incluyendo guarniciones y postres (opcional) por menos de $10. También he incluido Listas para Despensas y Neveras de ingredientes que se utilizan y reutilizan en todas las recetas, otra manera de ahorrar dinero.

También incluí información valiosa sobre especies, edulcorantes, consejos de cómo ahorrar dinero al comprar alimentos, cortes económicos de carne y pescado y mucho más para mejorar su experiencia culinaria.

Siempre recuerde ...
"Cocinar con pasión, no perfección"

Abrazos!

Jenny Patrizia

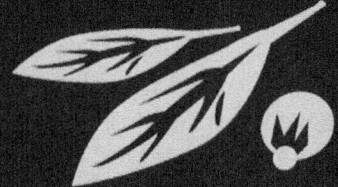

Consejos para Ahorrar Dinero en Alimentos

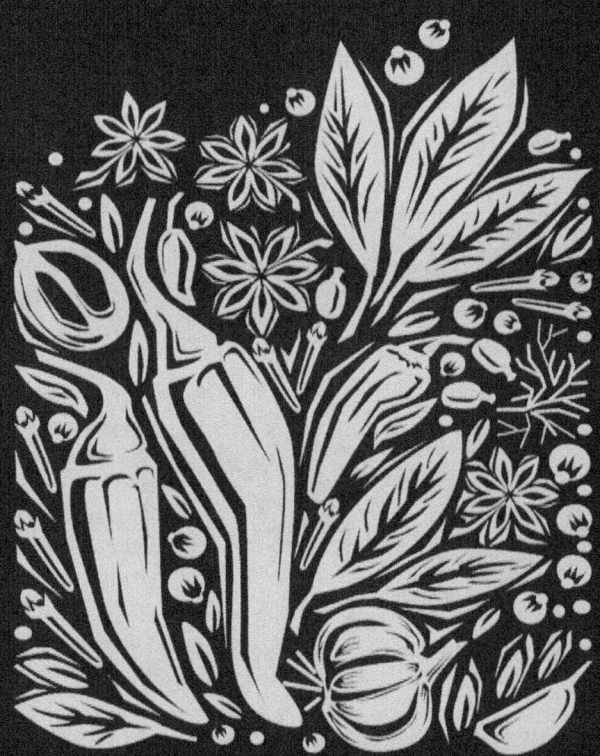

Ingredientes baratos, Comidas Sabrosas

A veces un poco rinde mucho. Esto es especialmente cierto cuando se refiere a especies y hierbas. Estas especies pueden parecer insignificantes pero ofrecen un bocado de sabor. Las hierbas y especies vienen de distintas maneras, secas, en polvo, frescas y como líquidos. En una manera barata de realzar el sabor de sus comidas.

Polvo de Cayena	Paprika	**Canela**
Jenjibre	Orégano	**Clavo de olor**
Cayena	Menta	Azafrán
Cebolla en polvo	**Romero**	Anis
Ajo en polvo	**Albahaca**	**Cardamomo**
Regaliz	**Semilla de mostaza**	Sofrito
Nuez moscada	Ají en polvo	Alcaparra
Echalotes	Chipotle o Chile ahumado	Eneldo
Semilla de Apio	Jazmín	Lavanda
Cártamo	Limón mirto	**Mejorana**
Estragón	Tomillo	**Cúrcuma**
Vainilla	Wasabi	Sasafrás
Salvia	Pimienta de Jamaica	Cilantro o culantro

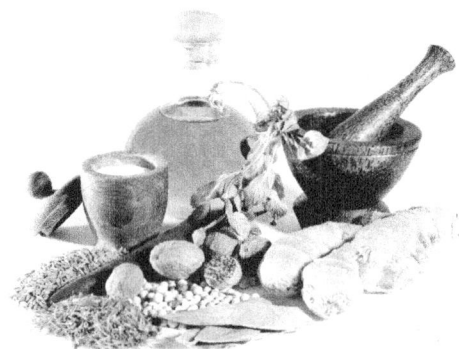

* Las especies y hierbas en negrita pueden ayudar a facilitar la indigestión, ayuda a la digestión de alimentos ricos y trata la flatulencia. Las especies deben utilizarse para realzar el sabor de las comidas más que los sabores y colorantes artificiales

Consejos sobre Especies y Hierbas

1. Las especies conservarán la potencia durante más tiempo si las refrigera.

2. Para un sabor más intenso, tostar las especies enteras sobre fuego alto en una sartén seca y pesada antes de molerla a polvo.

3. Machacar hierbas secas entre sus manos para un sabor más intenso.

4. Las hierbas y especies enteras secas deben reemplazarse una vez al año mientras que las molidas o en polvo deben reemplazarse cada seis meses.

Tipos de Alimentos	Especies que los acompañan
Carne de res	Albahaca, Cilantro o culantro, Curry, Ajo, Mejorana
Pollo	Eneldo, Jenjibre, Paprika, Romero, Tomillo
Huevos	Echalote, Orégano, Estragón, Paprika
Pescado	Anís, Semilla de Apio, Azafrán, Ajedrea, Eneldo
Fruta	Pimienta de Jamaica, Canela, Cardamomo, Clavo de olor
Ensaladas	Mostaza, Rábano picante, Albahaca, Menta, Eneldo
Sopas	Comino, Hinojo, Tomillo, Salvia, Cebolleta
Porotos o Frijoles	Cayena, Ají, Salvia, Comino, Perejil
Dulces	Nuez moscada, Cáscara de naranja, Jengibre, Anis
Papas	Albahaca, Semilla de Amapola, Cilantro o culantro, Orégano

Especies y Hierbas
Tipos de Alimentos que los acompañan

Dulce	Pimienta de Jamaica	Canela	Clavo de olor	Anis
Condimentado	Jengibre	Pimienta	Canela	Anis
Acre	Apio	Comino	Ají	Jengibre
Picante	Ají	Ajo	Comino	Cilantro o culantro
Herbal	Romero	Tomillo	Mejorana	Albahaca

* Advertencia de Toxicidad de la Nuez Moscada: La nuez moscada (alrededor de I gramo de dosis) da efectos alucinógenos leves a medios y lleva a una euforia leve y las cosas se distorsionan visualmente. Una mayor dosis de 7,5 g o más se torna peligrosa

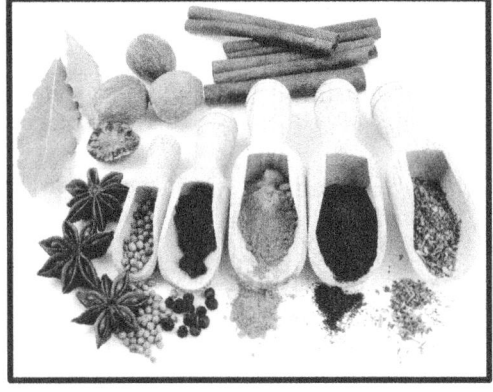

y puede provocar convulsiones, palpitaciones, náusea, deshidratación y dolor corporal generalizado.

GOLOSO

EdulcorantesArtificiales	Algunos efectos secundarios
Sacarina	Carcinógeno débil, puede provocar reacción alérgica en algunas personas, irritabilidad, cefaleas, diarrea y disfunción muscular.
Sucralosa	Contiene cloro, calorías, puede provocar hinchazón, náusea, diarrea, palpitaciones, ansiedad, respiración sibilante.
Sorbitol	Boca seca, dolor abdominal, diarrea, pérdida de peso extrema, erupción cutánea, inflamación del cuerpo, náusea, deshidratación.
Aspartame	Puede provocar cefaleas, depresión, cáncer (en discusión), aumento de apetito, problemas de la visión, insomnio, agresión, ansiedad, dolor abdominal.
Acesulfamo-K	Puede provocar bajo nivel de azúcar en sangre, contiene un carcinógeno Cloruro de Metileno, cefaleas, depresión, efectos renales, trastornos de la vista.
Ciclamato	Cáncer de vejiga, defectos de nacimiento, reducción de los niveles de testosterona.

Edulcorantes Naturales	Algunos efectos secundarios
Azúcar	Desequilibrio de los niveles de azúcar en sangre, causa arrugas o piel flácida, deprime el sistema nervioso, alimenta el cáncer, puede provocar desequilibrio hormonal, engorda, puede aumentar el riesgo de Alzheimer.
Jarabe de Maíz o sirope de maíz	Diabetes, obesidad, síndrome metabólico, presión alta, colesterol alto.
Agave	Picos de azúcar en sangre, aumento de la posibilidad de padecer enfermedad cardiaca, aumento de la posibilidad de coágulos de sangre, aumento de peso.
Miel	Inquietud sobre botulismo, reacciones alérgicas. No utilizar miel cruda en bebés y niños menores de 12 meses de edad.
Jarabe de Arce o miel de Arce	Diarrea, deshidratación, sistema inmune debilitado, náuseas.
Stevia	Reduce el peso de los testículos, infertilidad masculina, cefalea, inflamación, mareo.
Jugo de Fruta	Cefalea, deshidratación, desequilibrio de azúcar en sangre, hipotensión, posibles reacciones alérgicas.

Consejos para Ahorrar Dinero al Hacer las Compras

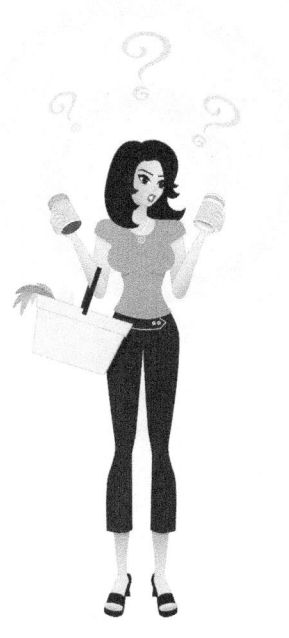

1. Coma primero antes de ir de compras.
2. Corte y guarde los cupones y los descuentos.
3. Compre marcas del supermercado.
4. Lleve una lista de los alimentos que necesita. No compre compulsivamente.
5. Compare precios entre los supermercados.
6. Preste atención a los precios escaneados.
7. Planifique un menú semanal antes de tiempo.
8. Prepare un presupuesto para la asignación de alimentos semanales.
9. Recorte los gastos de la carne o elija cortes más baratos.
10. Compre vegetales congelados si sus vegetales frescos se echan a perder rápidamente.
11. Reduzca los gustos azucarados.
12. Utilice las sobras en su casa.
13. Evite comprar comida chatarra.
14. Vaya al supermercado cuando los niños están en la escuela.
15. Evite las comidas congeladas.
16. Busque Manager´s Special.
17. No se deje engañar por descuentos como dos al precio de uno.

18. Busque descuentos por arriba y abajo de las estanterías. No compre productos que están a la vista. Tienden a ser más caros.
19. Compre artículos no alimenticios en la farmacia o tiendas de descuentos.
20. Intente realizar un viaje de compras, no 2 ó 3 durante la semana para ahorrar gasolina.

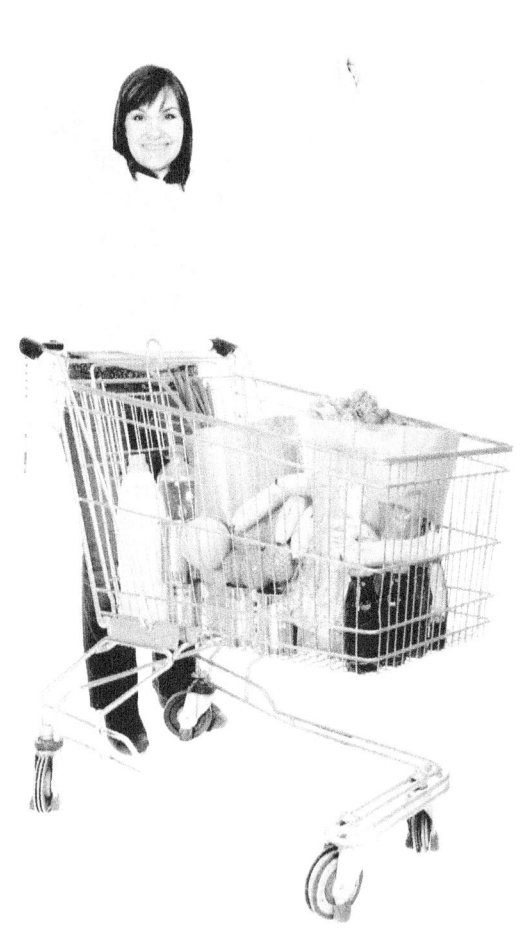

Cortes de Carne más Económicos

Cerdo	Res
Manitas de Cerdo	Paleta o bistec
Mejilla	Falda
Hígado	Falda Hereford
Corvejón de cerdo	Rabo
	Lomo
	Arrachera

Cordero	Pollo
Paleta de cordero	Muslos de pollo

Cocinar con Filetes Baratos:

- Asegúrese que los filetes estén a temperatura ambiente.
- Calentar la carne, poniéndola en una bolsa plástica con cierre y sumergida en agua caliente antes de cocinar produce los mejores resultados.
- Marinar en escabeche, vino tinto o blanco, leche o jugo de tomate o vinagre.
- Frotar Papaya sobre la carne y dejarla durante 2 horas.
- Machacar con un mazo.

Cortes de Carne más Caros

Carne de Buey de Kobe	Lomo	Chuletón
Filet Mignon	Bistec	Chuleta de ternera
Ojo de bife	Wagyu Australiano	Solomillo

COMIDA PARA PENSAR
La carne Más Cara del Mundo

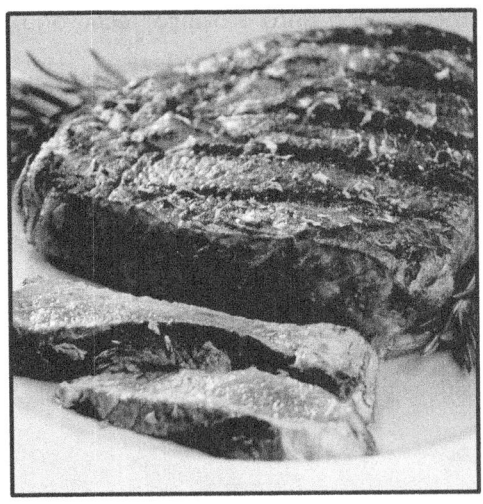

* La carne más cara en el mundo proviene de las vacas Wagyu en Japón. 200 gramos de un filete cuesta aproximadamente $100!!!!

PESCADO

Usted <u>PUEDE</u> Comprar Pescado

Pescado entero	Mire los ojos. Deben tener ojos brillantes, claros y salientes más que pálidos, vidriosos, hundidos. La piel debe estar húmeda y brillosa. Si tiene olor agrio, no lo compre.	Más barato y fresco pero requiere mayor preparación.
Filetes	Busque cortes con carne húmeda libre de decoloración y piel brillosa.	Viene deshuesado y listo para cocinar. Pueden o no estar sin piel.
Bistecs	Busque cortes con carne húmeda libre de decoloración y piel brillosa	Contienen parte del espinazo y la parte de afuera del pescado está generalmente cubierta de piel.

Cuánto Pescado Comprar

Bistecs	¼ a 1/3 libra por porción
Filetes	¼ a 1/3 libra por porción
Pescado empanado o apanado	1/3 libra por porción
Pescado condimentado	½ a ¾ libra por porción
Pescado entero	¾ a 1 libra por porción

* El pescado fresco debe utilizarse dentro de 1 ó 2 días.

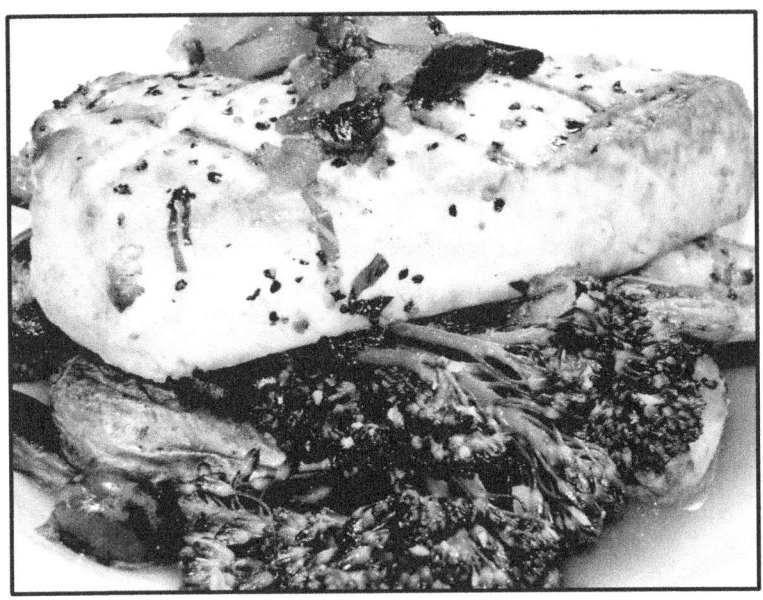

Alimentos Baratos y Saludables

Huevos	Uvas	Pasta de Grano Entero
Pan Integral	Atún enlatado	Pollo enlatado
Naranjas	Aceitunas	Porotos o Frijoles
Avena	Garbanzo	Sardinas
Papas	Remolacha o Beterraga	Espinaca
Manzanas	Melón	Tofu
Nueces	Brocoli	Leche Descremada
Bananas	Arroz Integral	Semillas de Calabaza

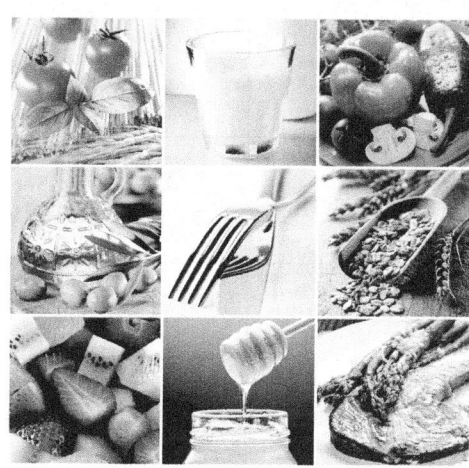

GROCERY LIST:
Lista de Despensa y Nevera

(Usted debería tener estos artículos en la despensa de su cocina o nevera para ahorrar tiempo y dinero al preparar las comidas)

Lista	Artículo	Lista	Artículo
	Aceite de Oliva		Ají en Polvo
	Queso Parmesano		Extracto de Rum
	Orégano Seco		Miel o Agave
	Romero Seco		Bolsa de Papas
	Albahaca seca		Queso en hebras, bajas calorías
	Canela		Extracto de Menta
	Miel		Jugo de Lima
	Vainilla		Comino
	Piñones, Almendras o Nueces, picadas		Ajo picado
	Caldo de Pollo		Romero
	Curry en Polvo		Semillas de Sésamo
	Vinagre Balsámico		Aceitunas enlatadas
	Sal		Café
	Pimienta		Crema batida, descremada
	Yogurt Natural		Ajo Picado
	Fruta enlatada, Piña o Ananá y naranja, , con poca azúcar		Jugo de naranja u otro jugo de fruta natural
	Pasas de Uva		Perejil Seco
	Albahaca Seca		Paprika
	Cúrcuma en Polvo		Galletas saladas Graham
	Ají en Polvo		Pimienta de Jamaica
	Cardamomo		Extracto de Menta
	Sopa de Tomato		Firjoles

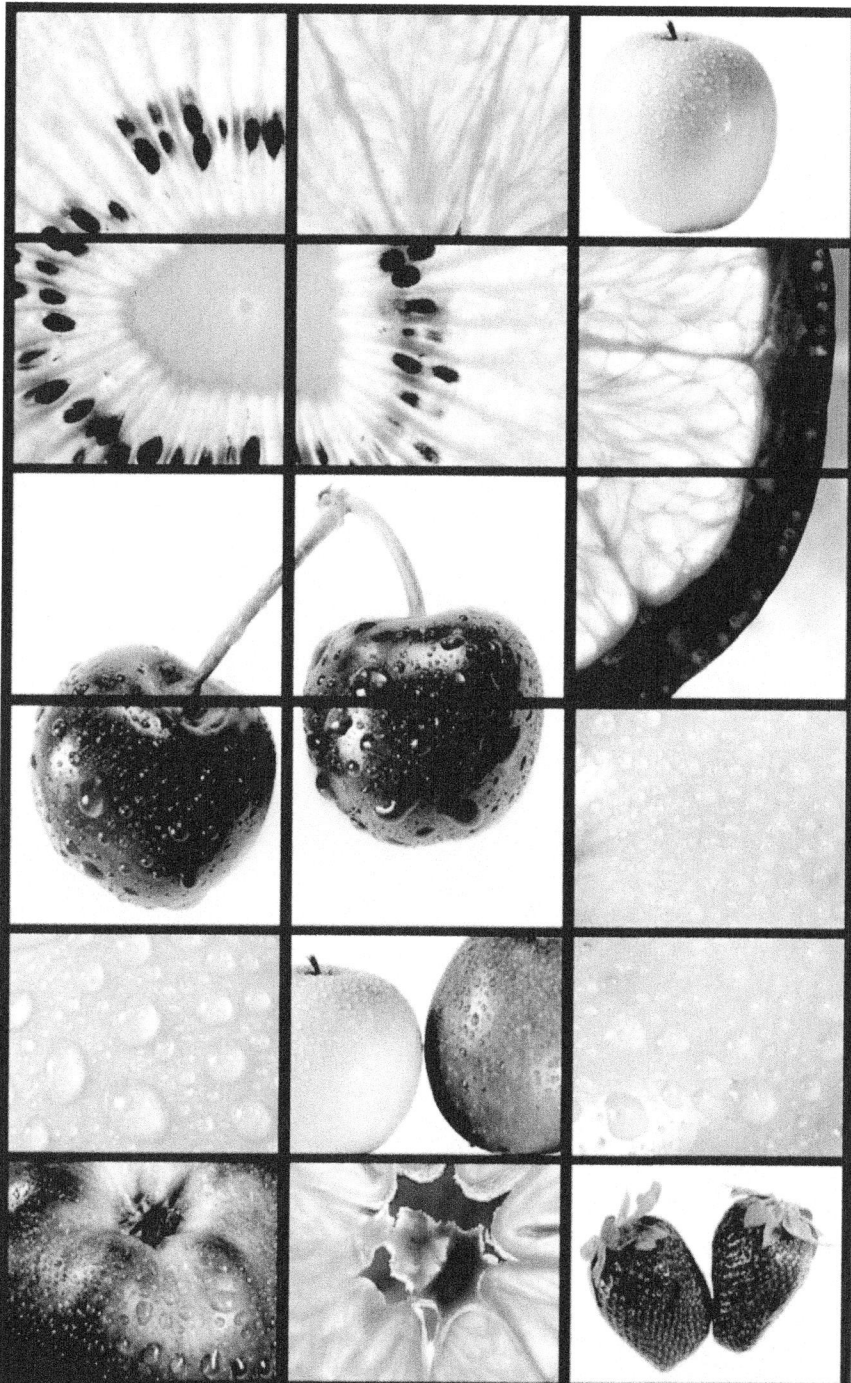

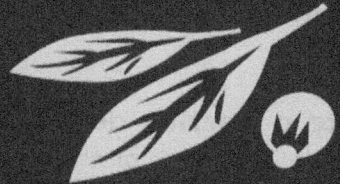

Desayúno y Almuerzo Menos de $5
(Para una Familia de 4)

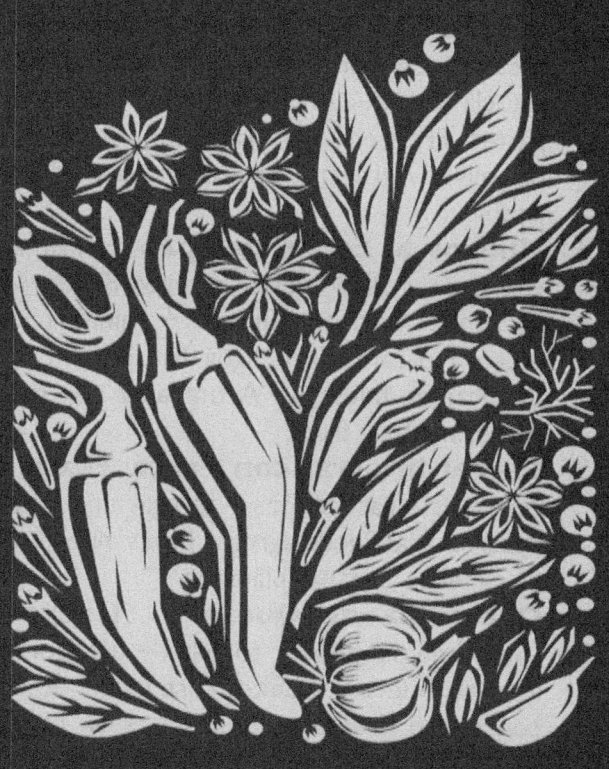

10 Comidas para el Desayuno para Toda la Familia por Menos de $5
(Alimenta una Familia de 4 personas)

1. **Omelette o Tortilla de Vegetales:** Utilizar sobrantes de vegetales, picarlos y cocinarlos en una sartén con un poco de aceite de oliva y agregar los (8) huevos. Mezclar bien y servir con tostadas de harina integral.

2. **Avena con Fruta:** Usted puede hacer avena natural o la que viene pre-hecha. Agregar una bayas, con un poco de jarabe de arce o jarabe de agave.

3. **Banana Foster con Tostada a la francesa:** En un bol. Batir 4 huevos. Agregar una pizca de extracto de canela a la mezcla de huevos. Utilizar 8 tostadas de harina integral, pasar el pan por la mezcla de huevo asegurando de cubrir ambas partes. Freír en una sartén con un poco de aceite de oliva. Agregar encima rodajas de banana y jarabe.

4. **Huevos al Estilo Europeo**: Hervir agua. Una vez que el agua hierva agregar 8 huevos (2 por persona). Cocinar durante 6 minutos. Sacar del fuego y pasarlos por agua fría durante 1 minuto. Colocar en hueveras. Acompañar con pan integral o sobrantes de fruta.

5. **Cereal integral con Fruta**: Elija su favorito, cereal de bajas calorías y agregar una taza de leche descremada. Puede agregar bayas, nueces, una pizca de canela o bananas/plátanos.

6. **Quesadilla de Queso y Huevo**: En una tortilla de salvado (4 tortillas – una por persona), agregar huevo revuelto (alrededor de 7), cubrir con queso descremado. Cocinar en el microonda

durante 30 segundos o hasta que el queso se haya derretido. Doblar y servir.

7. **Ensalada de Fruta**: Usar los sobrantes de fruta que tenga, cortar en cubos y mezclar todo junto en un bol. Agregar una cucharada de crema batida descremada sobre cada bol.

8. **Sándwich de Jamón y Huevo**: En un bol, mezclar huevo con polvo de ají y colocar encima de una rebanada de pan integral. Agregar un pedazo de jamón y cubrir con el pan restante. Hacer 4 sandwiches. Servir con fruta.

9. **Crema de Trigo con Miel:** Seguir las instrucciones del paquete. Para cada porción de bol individual, agregar 2 cucharadas de miel, algunas nueces picadas y una banana o plátano pisado.

10. **Licuado de Fruta:** En una licuadora, licuar 4 tazas de bayas congeladas, 4 bananas 2 tazas de yogurt de vainilla y 4 cucharadas de semilla de lino molidas. Licuar bien y servir en copas. Rinde cuatro porciones.

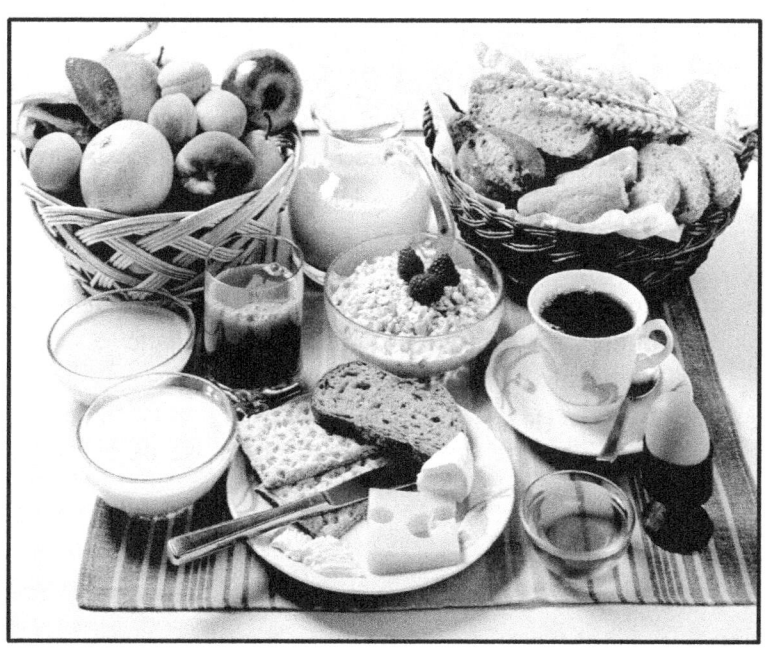

10 Almuerzos para Toda la Familia por Menos de $5:
(Alimenta una Familia de 4 personas)

1. **Ensalada César de Pollo:** Utilizar los sobrantes, pollo cocinado y agregar aderezo de ensalada César. Cubrir bien. Colocar hojas de lechuga en pan de pita y poner ensalada de pollo adentro. Acompañar con algunas frutas y vegetales.

2. **Rollos de Salmón o Atún:** Puede utilizar salmón o atún en lata. En un bol, mezclar el pescado con un toque de Aderezo Asiático para ensalada. Colocar sobre la lechuga y enrollar como un burrito. Guarnición: disfrute con tomates en rodajas, rociar aceite de oliva y vinagre balsámico.

3. **Sopa Crema de Papa:** Calentar sopa de papa enlatada. Servir en bol y espolvorear un poco de queso parmesano. Acompañar con pan integral.

4. **Rollo Griego:** Esparcir un poco de humus sobre la tortilla de trigo. Agregar tomates picados, aceitunas negras en rodajas (enlatadas) y queso en feta. Enrollar y cortar por la mitad.

5. **Rollo de Pavo al Pesto:** Esparcir un poco de salsa de pesto sobre la tortilla. Poner una capa de pavo y rodajas de queso blanco. Seguido de hojas de espinaca. Enrollar. Calentar y cortar en trozos.

6. **Ensalada de Pasta.** En un bol, agregar su pasta favorita cocinada y refrigerada. Agregar aceitunas negras, cebollas rojas, tomates, maíz, garbanzo y queso azul. Mezclar con aderezo italiano o aceite de oliva o vinagre.

7. **Sándwich de Pollo a la barbacoa:** Mezclar sobrantes de carne cocinada con salsa de barbacoa y colocar sobre el pan de trigo.

8. **Ensalada de Pollo Búfalo:** Utilizar sobrantes de pollo y cubrir con salsa búfalo. Agregar lechuga y mezclar bien.

9. **Ensalada de Pollo con Alcachofa:** En un bol, mezclar pollo enlatado con corazones de alcachofas, aceitunas en rodaja, una cucharada de orégano, una cucharada de jugo de limón y mayonesa de bajas calorías. Mezclar bien y esparcir sobre la ensalada.

10. **Su elección:** Utilizar el pastel de carne de su última comida, cerdo, pollo, carne, jamón, etc. para hacer deliciosos sándwiches al día siguiente. O utilizar los sobrantes y mezclar con pasta fría o lechuga. También puede utilizar sobrantes de vegetales para cubrir una papa asada para el almuerzo.

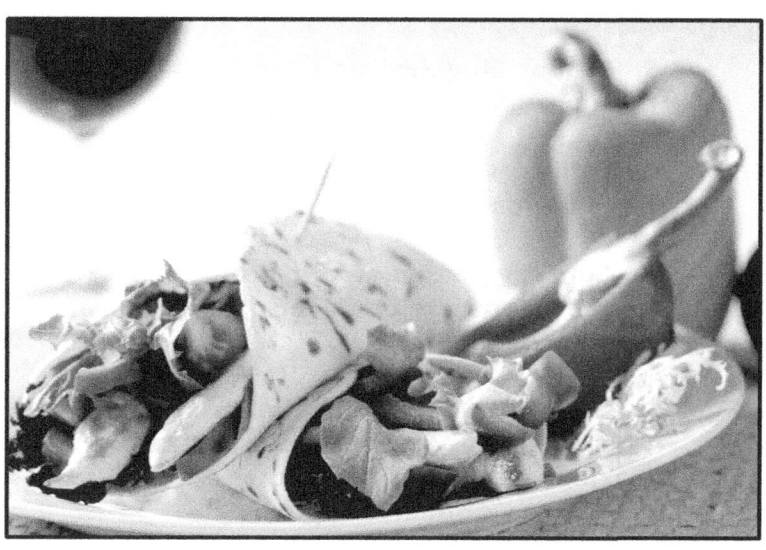

Secretos para Ahorrar Dinero en Alimentos

1. **Reciclar su Café**
   Después de hacer café a la mañana, utilizar el café molido nuevamente para el día siguiente.
   Agregar una pequeña cantidad de café nuevo al ya molido.

2. **Utilizar Leche en Polvo en vez de Leche Regular**

3. **Pan Viejo**
   Puede comer el pan viejo que la tienda vende por menos dinero. Los alimentos vencidos siguen estando en buen estado por cinco días más.

4. **Comprar Frutas Chicas**

5. **Probar Muestras de Alimentos, Antes de Comprar**

6. **Utilizar Cofias de Baño en vez de otros Envoltorios de Plástico**

7. **Conservar Agua y Refrigerios en su Auto para no Tentarse en Parar para Comprar Alimentos**

8. **Congelar en cubos cualquier sobrante de Salsas, Jarabes, etc. Volver a utilizar para marinar ensaladas, pollo, carne, Sándwiches para otra Comida.**

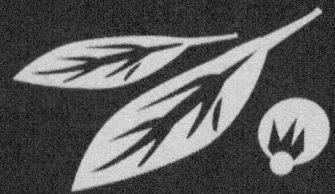

Comidas Familiares Completas
Por Menos de $10

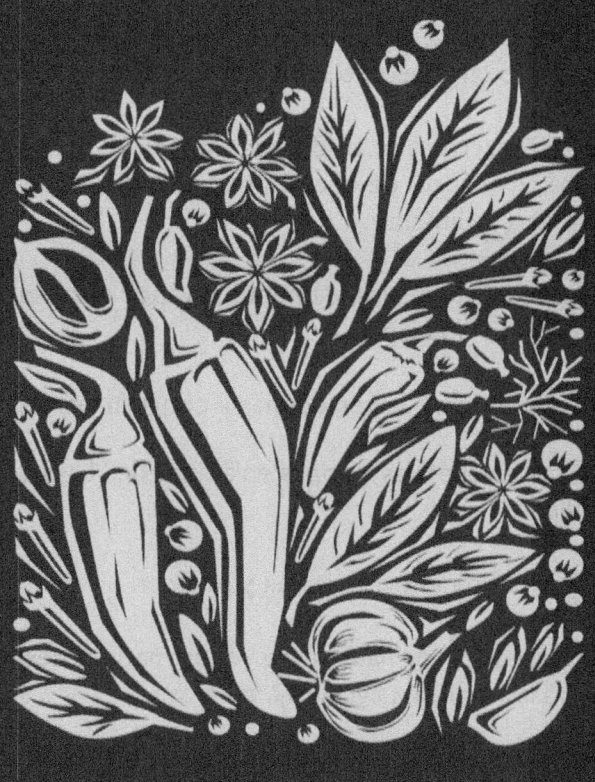

Consejos Saludables

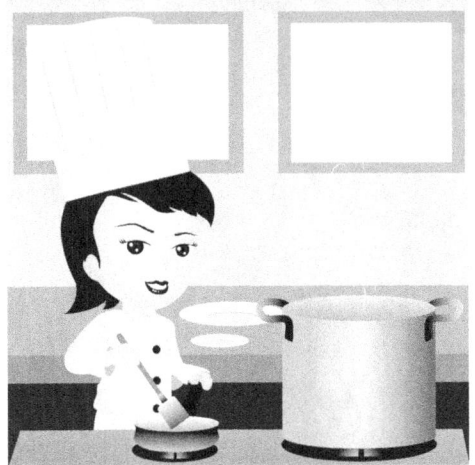

Consejos para una Cocina Saludable

1. Para reducir el sodio sustituir la salsa de tomate procesado por tomates frescos..

2. Cambie el peperroni o salame graso o cortes de carnes grasos por pollo grillado.

3. Pique albahaca, cilantro o culantro y perejil, juntar y enrollar a lo largo, como un cigarro. Cortar a lo ancho.

4. Queso descremado se derrite mejor que el queso bajo en grasa. El aerosol de cocina puede ayudar a que se derrita más fácilmente.

5. Cocine vegetales rápidamente al vapor o saltear para preservar sus nutrientes.

6. Cuando cocina, hacer de más y congelar para otra cena.

7. Compre vegetales y sopas enlatadas de "bajo contenido en sodio".

8. Utilice harina integral, avena y polenta.

9. Al hornear o cocinar, utilice yogurt natural descremado o sin grasas o crema agria baja en grasa.

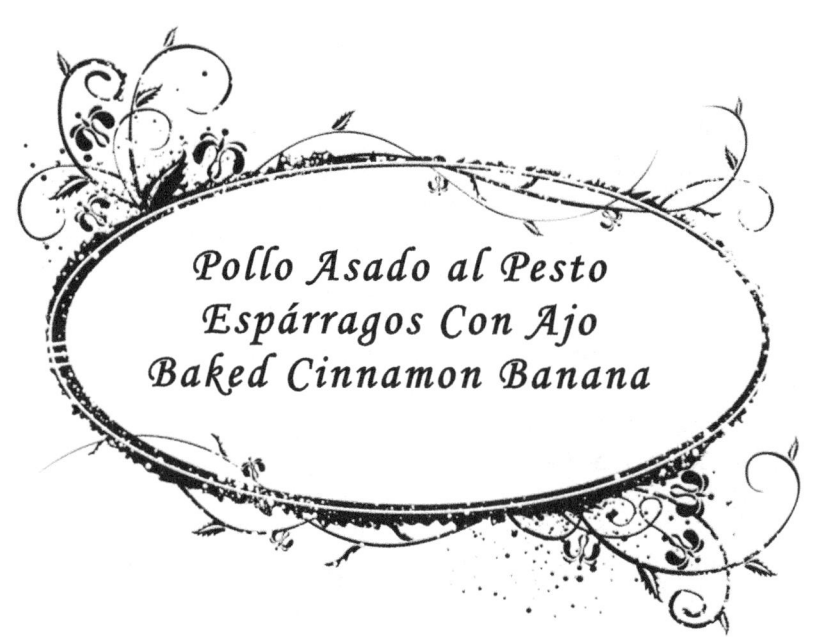

Pollo Asado al Pesto
Espárragos Con Ajo
Baked Cinnamon Banana

Pollo Asado al Pesto

Main Meal: Pollo Asado al Pesto

I pollo, entero
Aderezo al Pesto (receta abajo)
- 3/4 tazas de albahaca fresca
- I cucharada de ajo, pelado
- I/4 taza aceite de oliva
- I/4 taza de piñones
- I/4 taza de queso parmesano rallado
-I/2 cucharadita de orégano
- I/2 cucharadita de romero
Queso parmesano

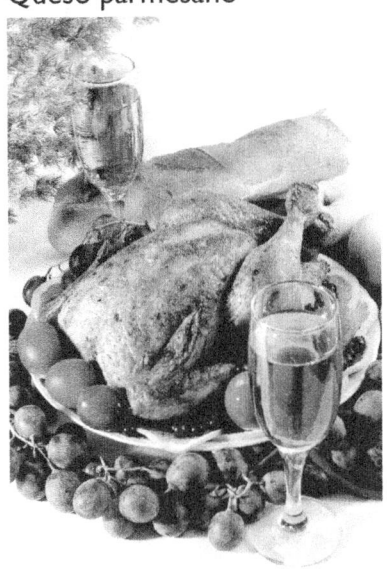

Aderezo Al Pesto:
Agregue la albahaca, ajo, sal, orégano, romero y la mitad del aceite de oliva en el procesador. Luego, agregue los piñones y el resto del aceite de oliva hasta que los piñones estén bien molidos. Finalmente agregue el queso parmesano hasta que la mezcla esté compacta.

Precaliente su horno a 350 grados. Coloque el pollo en un molde para asar. Cepille el pollo con una brocha empapada con el aderezo al pesto y cocine en el horno durante 85 minutos o hasta que el jugo salga claramente (el tiempo de cocción puede variarle según el tamaño del pollo). Adorne con queso parmesano.

Pollo Asado al Pesto
(continua)

Side Dish: Espárragos Con Ajo

Acompañe el pollo con espárragos asados al horno con aceite de oliva y ajo picadito.

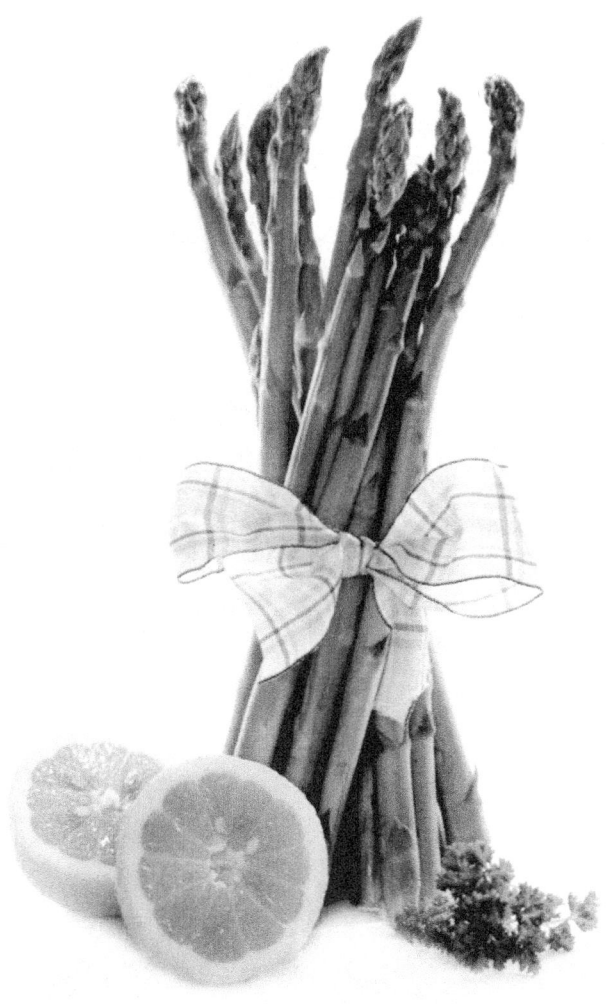

Dessert: Baked Cinnamon Banana

2 bananas
1 tablespoon cinnamon
1 teaspoon vanilla
1 teaspoon lemon juice
1 tbsp honey

Preheat oven to
325°F. Peel the
bananas and cut
into halves
lengthwise.
Place in a
baking dish.
Mix the
cinnamon,
honey and
lemon juice
together; pour
half of the
mixture over
the bananas and
place in oven.
Bake for 15-20
minutes, using
remaining
mixture for
basting.

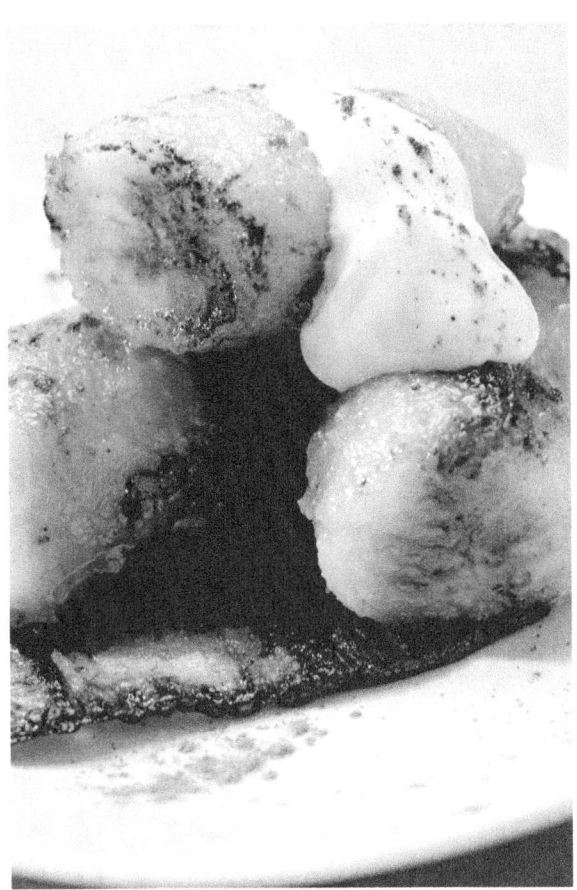

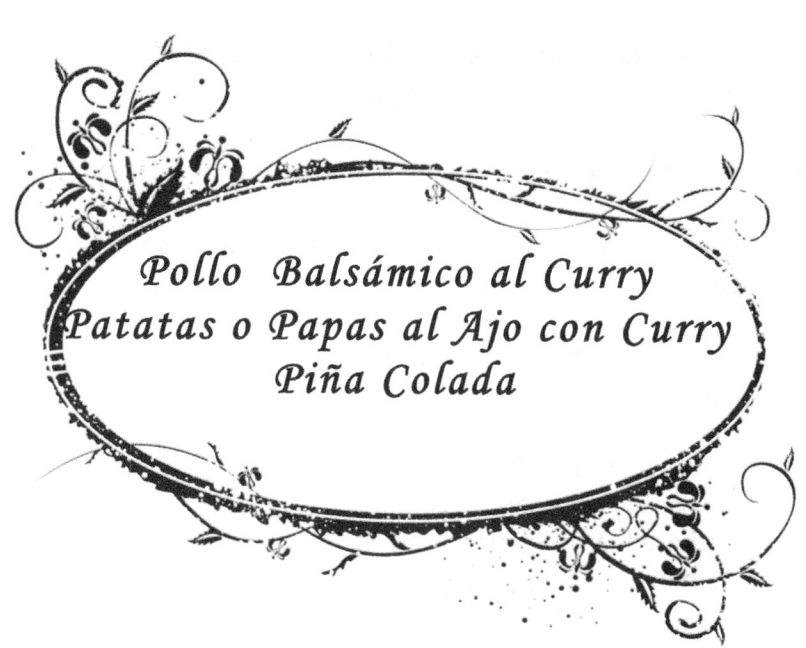

Pollo Balsámico al Curry
Patatas o Papas al Ajo con Curry
Piña Colada

Pollo Balsámico al Curry con Patatas o Papas

Comida Principal: Pollo Balsámico al Curry

4-6 muslos o pechugas de pollo deshuesados y sin piel
Media cebolla blanca, picada
1/3 taza de cebollas de verdeo o cebolla china, picadas
1/3 taza de Ciltantro o culantro
2 cucharadas de ajo picado
Aceite de oliva
1 taza de caldo de Pollo
1 cucharada de vinagre balsámico
1 cucharadita de Curry en polvo
Sal y pimienta al gusto

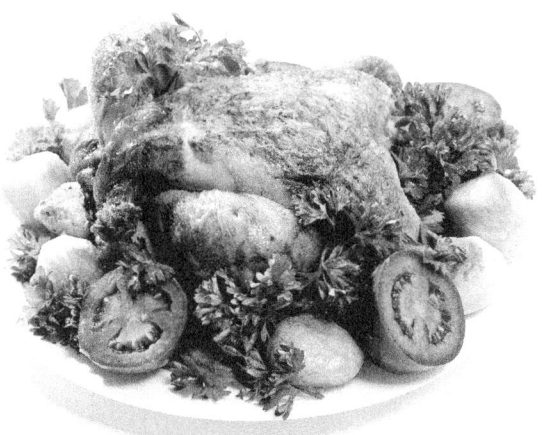

En una sartén o sartén eléctrica, rociar aceite de oliva seguido del caldo. Agregar el cilantro o culantro, las cebollas, el ajo, el curry y el vinagre. Cocinar durante 5 minutos, luego agregar el pollo. Cocinar durante 10 minutos y luego agregar las papas (guarnición). Cocinar todo junto a fuego lento, tapado hasta que el pollo y las papas estén bien cocidos.

Pollo Balsámico al Curry con Patatas o Papas
(continuación)

Guarnición: Patatas o Papas al Ajo con Curry

Lavar las papas. Utilizar papas dulces o papas Russet.
Cortar en rodajas y colocar en la sartén. Mezclar bien con
el jugo natural del pollo y cocinar hasta que esté tierno.

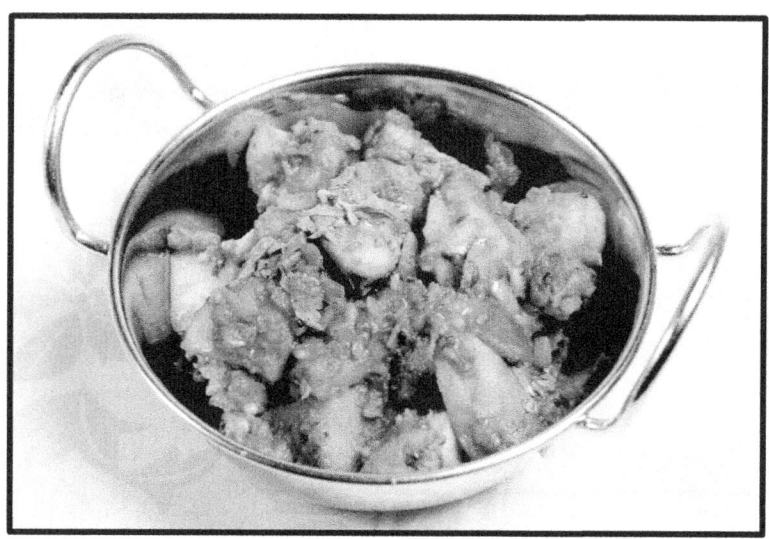

Postre: Piña Colada

Yogurt natural
Piña o Ananá enlatada, con poco azúcar.
Mermelada de ananá/piña o naranja.

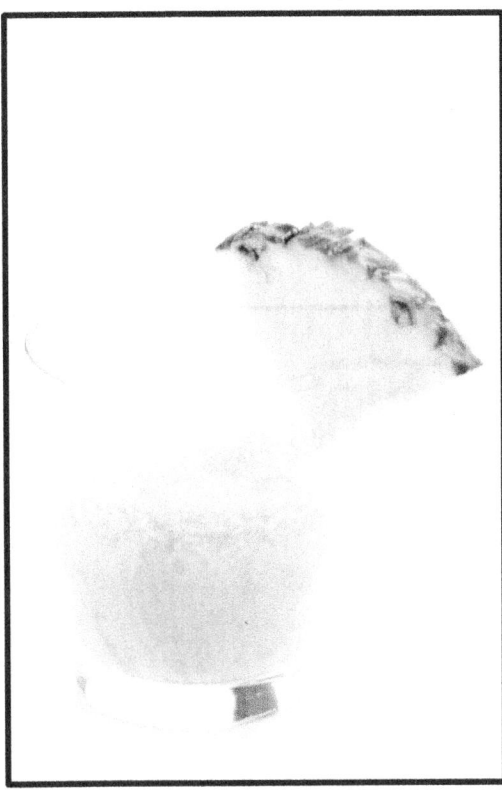

En una pequeña copa de champagne o plato de postre, colocar un poco de yogurt, seguido de fruta y luego yogurt nuevamente. Cubrir con mermelada y ralladura de coco.

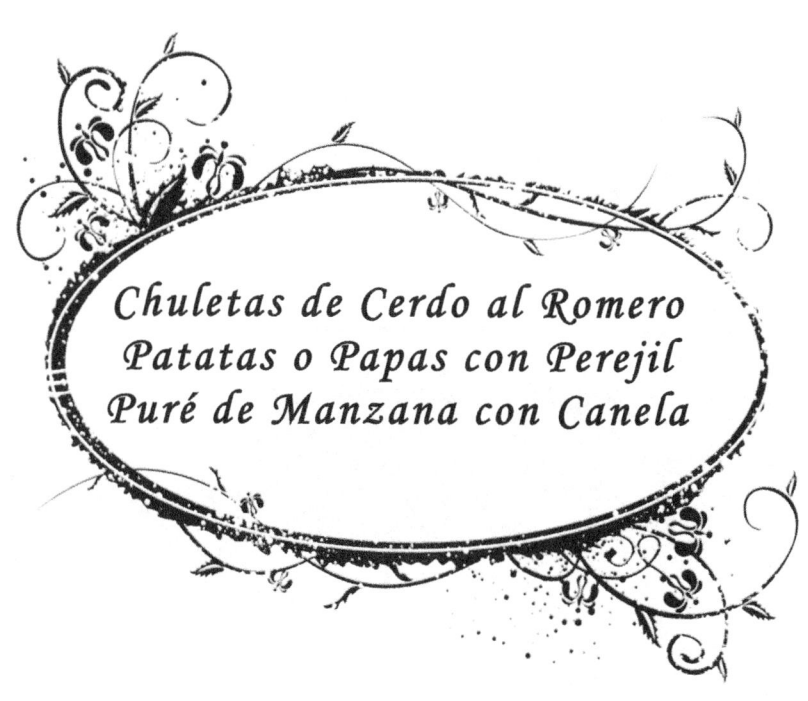

Chuletas de Cerdo al Romero
Patatas o Papas con Perejil
Puré de Manzana con Canela

Chuletas de Cerdo con Patatas o Papas con Perejil

Comida Principal: Chuleta de Cerdo

4 chuletas de cerdo
1 cucharada de Romero
Aceite de Oliva
Aderezo Adobo
Sal y pimienta a gusto

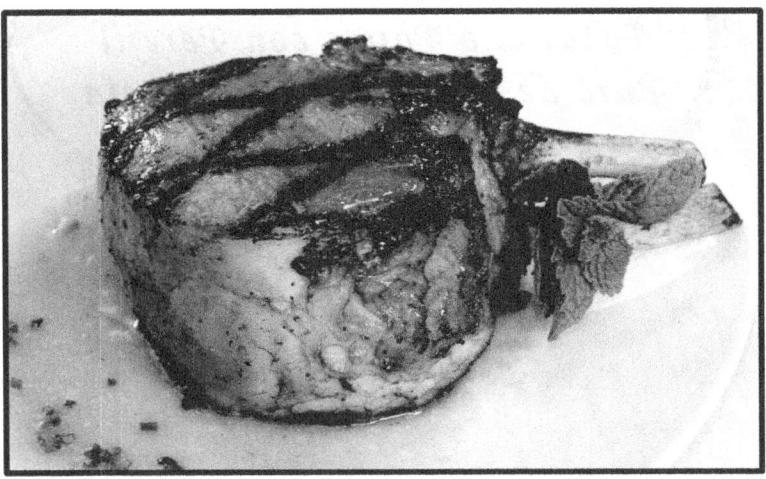

En un bol, batir junto el aceite de oliva, el adobo y el romero. Pincelar el adobo sobre las chuletas de cerdo y asar hasta que esté completamente cocinado. (Alrededor de 20-25 minutos).

Chuletas de Cerdo con Patatas o Papas con Perejil
(continuación)

Guarnición: Patatas o Papas al Ajo con Perejil

2 patatas o papas, en cubos
3 cucharadas de perejil seco
1/3 taza de cebollas blancas, picadas
2 cucharadas de ajo picado
Aceite de oliva

En una sartén, calentar las cebollas, el perejil y el ajo durante 5 minutos. Agregar las papas. Mezclar bien y cocinar hasta que estén tiernos.

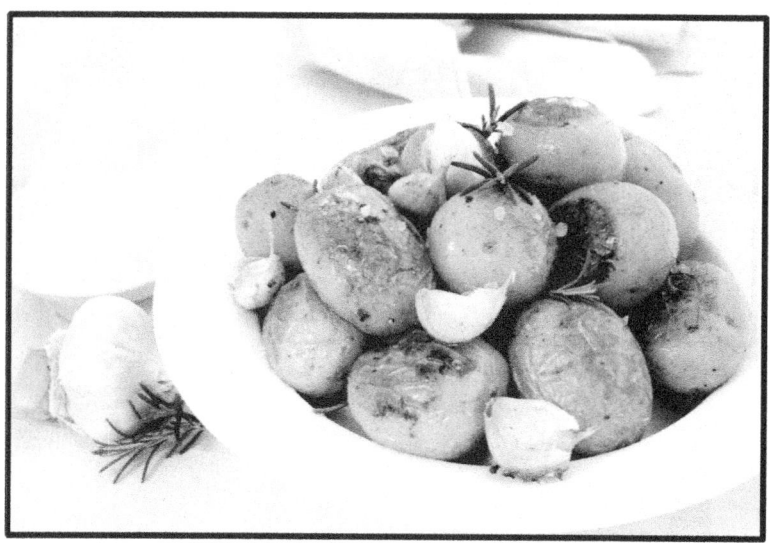

Postre: Puré de manzana

I ½ taza de puré de manzana sin azúcar
I cucharadita de canela
I cucharadita de vainilla
I cucharadita de azúcar marrón o azúcar morena

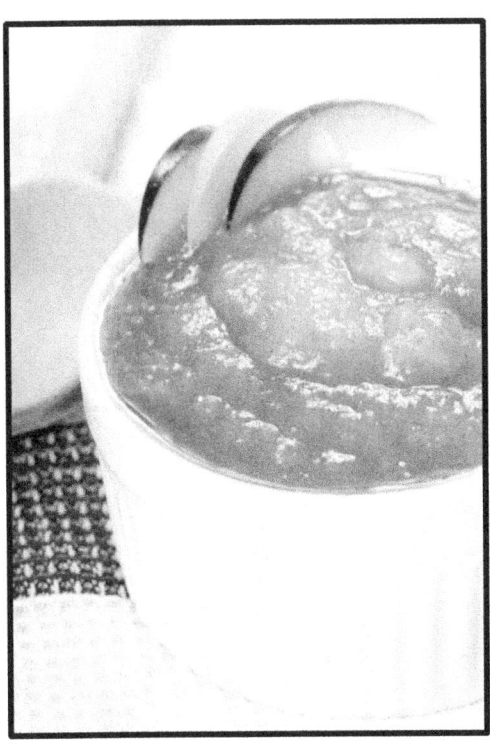

En un bol, mezclar junto el puré de manzana, la canela, la vainilla y el azúcar. Servir en plato de postre.

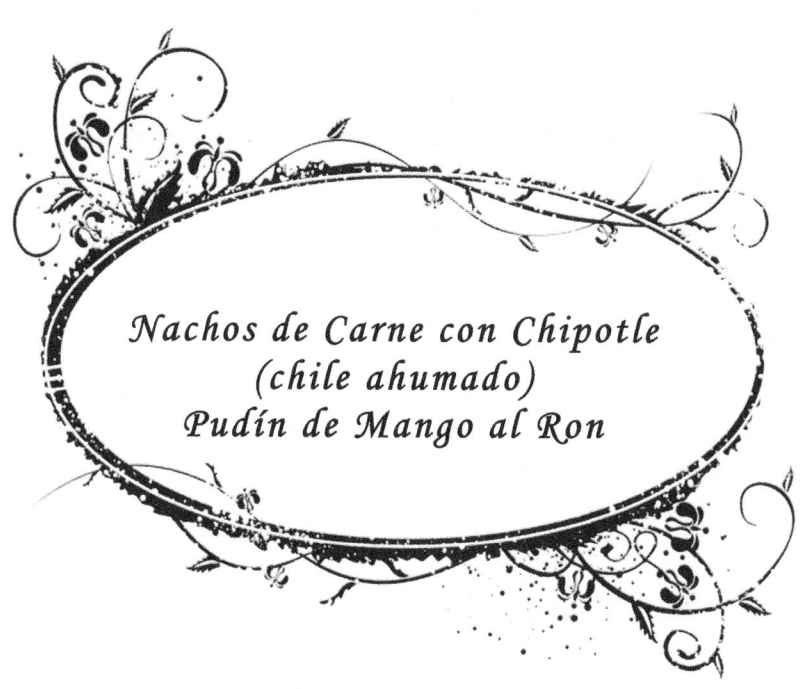

Nachos de Carne con Chipotle
(chile ahumado)
Pudín de Mango al Ron

Nachos de Carne con *Chipotle* *(chile ahumado)*

Comida principal: Nachos con Chipotle (chile ahumado)

1 libra de carne molida o picada magra
2 cucharaditas de chile ahumado en polvo
1 chile chipotle en rodajas

1 tomate, picado
1 lata de porotos o frijoles negros
1 lata de choclo o maíz
Lechuga en tiras

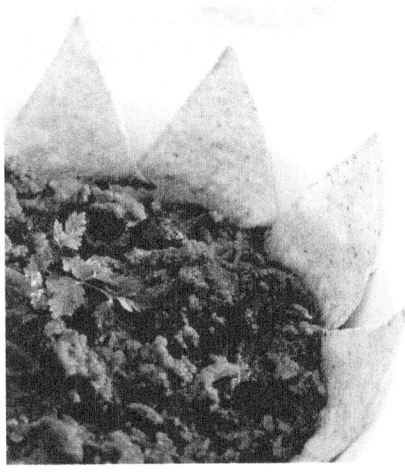

4 tazas de tortilla de papa de harina integral

En una sartén grande, cocinar la carne a fuego medio hasta que no esté más rosado; colar. En un bol grande, combinar la lechuga, el tomate, chipotle, ají en polvo o chile ahumado, choclo o maíz, porotos o frijoles y carne. Revolver para cubrir.

Colocar las tortillas de papa sobre una fuente; cubrir con la mezcla de carne. Rociar con queso rallado bajo en grasa.

Postre: Pudín de Mango

1 lata de Mango en Rodajas, con poco azúcar
1 taza de miel
1 cucharada de extracto de Ron

Rebanar el mango. Agregar la miel y el extracto de ron.
Licuar con batidora. Enfriar antes de servir.

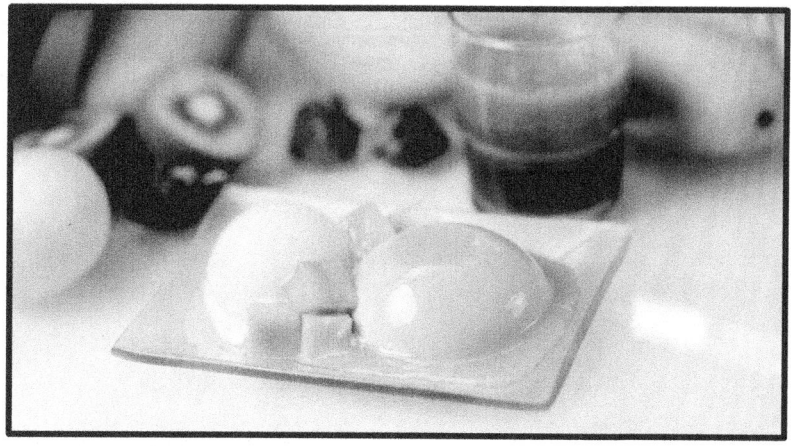

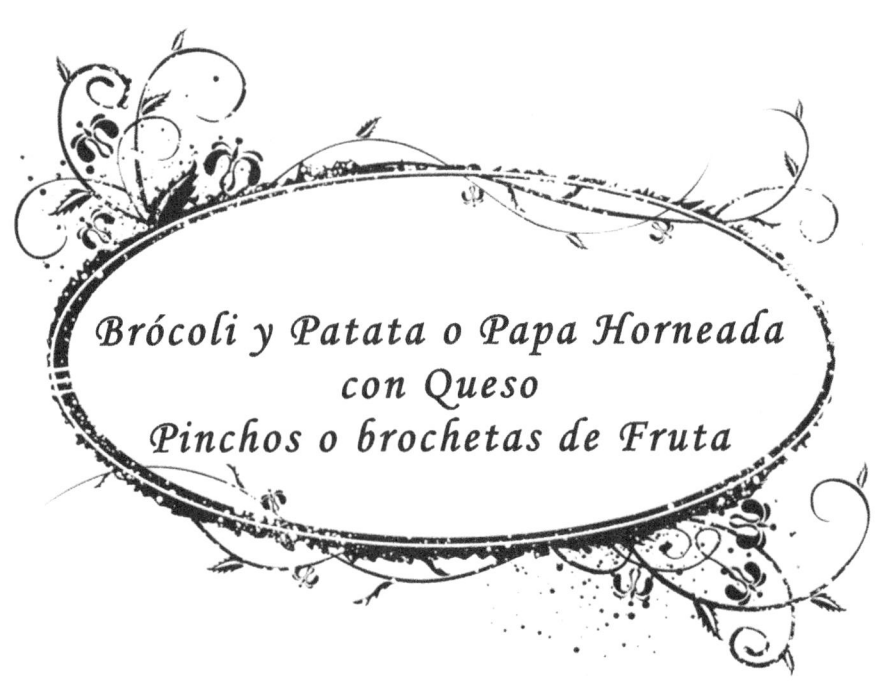

Brócoli y Patata o Papa Horneada con Queso

Pinchos o brochetas de Fruta

Brócoli y Patata o Papa Horneada con Queso

Comida Principal: Brócoli y Patata o Papa con Queso

4 papas asadas, cocinadas
1 taza de queso rallado, bajo contenido graso
2 tazas de brócoli, cocinado
1 taza de tocino de pavo, cocinado y picado

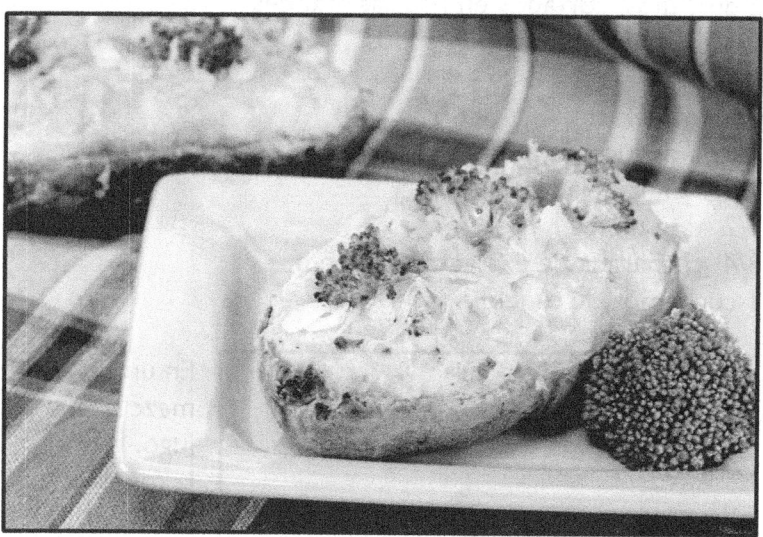

Colocar el brócoli, el queso y el tocino sobre las papas horneadas cortadas al medio. Hornear hasta que el queso esté derretido.

Brócoli y Patata o Papa Horneada con Queso

(continuación)

Postre: Pinchos o Brochetas de Fruta

3 bananas o plátanos, rodajas gruesas
2 peras, cortadas en rodajas grandes
2 duraznos, cortados en rodajas grandes
1 piña o ananá fresco en cubos

Para macerar:
1 taza de jugo de pomelo o toronja o cualquier jugo que tenga en la heladera
1/2 taza de miel
3/4 cucharada de extracto de menta
1 cucharada de canela

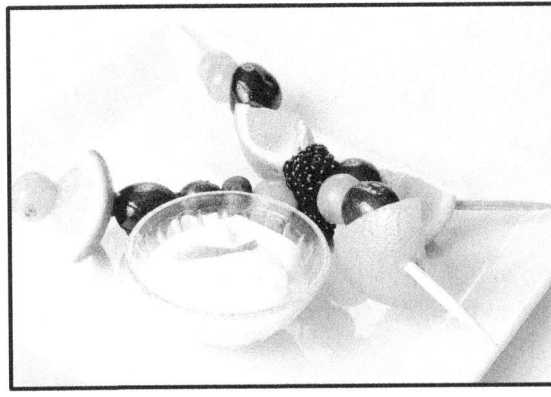 En un bol, mezclar el jugo, la miel, la canela y la menta. Macerar la fruta en el bol durante 30 minutos. Colocar la fruta en una brocheta, alternando la fruta. Grillar o asar durante 6-8 minutos.

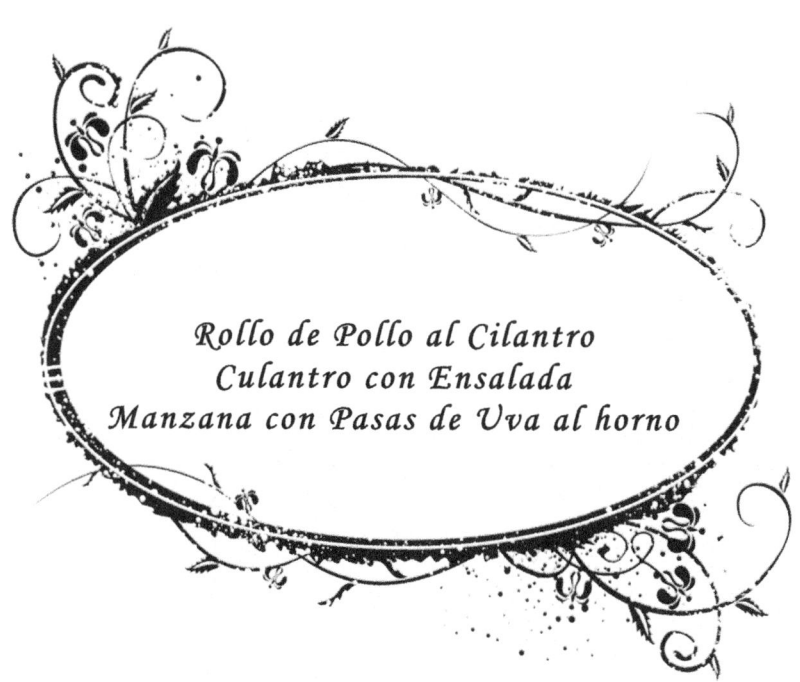

Rollo de Pollo al Cilantro
Culantro con Ensalada
Manzana con Pasas de Uva al horno

Rollo de Pollo al Cilantro/culantro con Ensalada

Comida Principal: Rollo de Pollo al Cilantro/culantro

2 tazas de pollo cocinado. Puede utilizar pollo enlatado también.
2 cucharadas de mayonesa, baja en calorías y sin grasa
3 cucharadas de cilantro/culantro verde, picado o seco
1/3 taza de cebollas blancas, picadas
1/3 taza de cebollas de verdeo o cebolla china, picadas
3 cucharadas de palta
Sal y pimienta al gusto

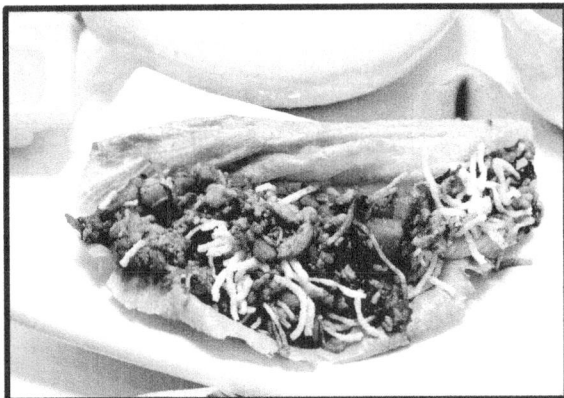

En un bol, mezclar todos los ingredientes. Tomar una hoja de lechuga y colocar sobre la lechuga con una cuchara un poco de la ensalada de pollo. Enrollar la hoja de lechuga, formando un rollo.

Rollo de Pollo al Cilantro/culantro con Ensalada
(continuación)

Guarnición y Postre: Manzana con Pasas de Uva al horno

4 manzanas (quitar el centro a ½ pulgada de la base de la manzana y utilizar una cuchara para remover las semillas)
1 cucharada de azúcar morena o negra
2 cucharaditas de canela
1/4 taza de nueces picadas
1/4 taza de pasas de uva picadas
1 cucharada de miel
¾ tazas de agua hirviendo

Precalentar el horno a 375°F. En un pequeño bol, mezclar el azúcar, la canela, las pasas de uva, la miel y las nueces. Colocar las manzanas en una asadera. Rellenar cada manzana con esta mezcla. Agregar agua hirviendo a la asadera. Hornear durante 30-40 minutos, hasta que estén tiernas, pero no pastosas. Pintar las manzanas varias veces con el jugo de la asadera.

Mejores Manzanas para Cocinar
Jonamac
Calville Blanc d'Hiver
Red Deliciosa
Empire
Gala

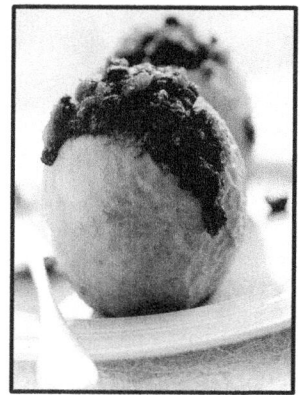

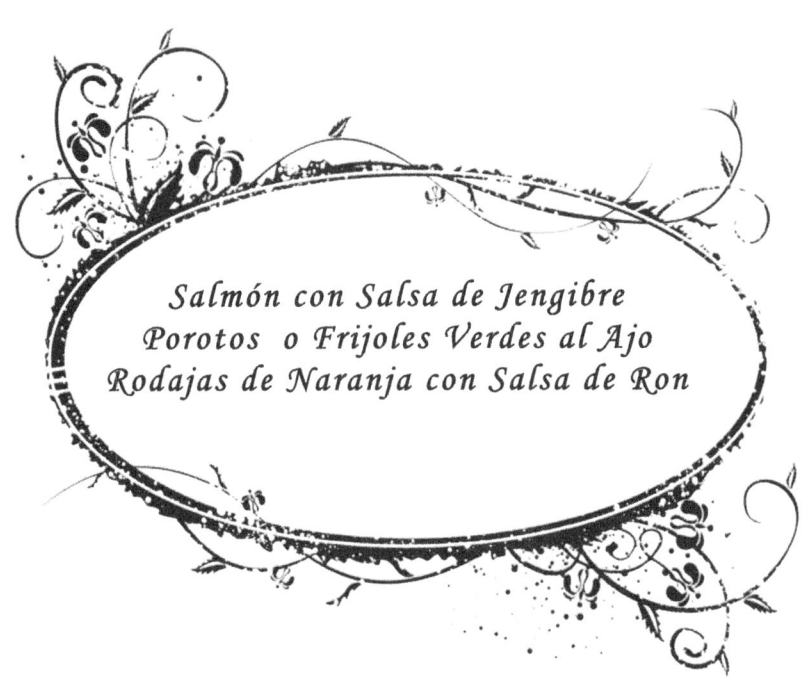

Salmón con Salsa de Jengibre
Porotos o Frijoles Verdes al Ajo
Rodajas de Naranja con Salsa de Ron

Salmón con Salsa de Jengibre

Comida Principal: Salmón con Salsa de Jengibre

Maceración:
1 1/2 libra de filet de salmón rojo o rosado, cortar en 4
1 cucharada de jugo de lima
2 cucharaditas de aceite de oliva
¼ cucharada de comino

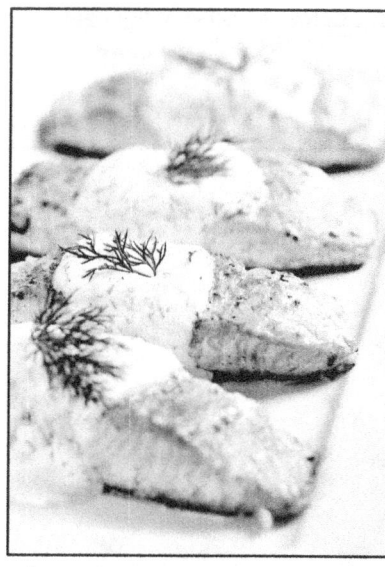

Mezclar el jugo de lima, el aceite de oliva y el comino en un bol. Pintar el salmón y colocar aparte durante 30 minutos cubierto. Cocinar en una sartén, barbacoa o parrilla.

Salsa de Jengibre:
1 taza de yogurt natural y bajo en grasa
1/4 cucharadita de comino
2 cucharaditas de jengibre en polvo
1 cucharadita de extracto de menta
1/4 cucharadita de ajo, picado
1 cucharada de tomate, picado
1 cucharada de cebollas de verdeo, picadas

Mezclar todos los ingredientes en un bol. Mezclar bien y calentar en el horno. Verter la salsa sobre al salmón y a disfrutar.

Salmón con Salsa de Jengibre
(continuación)

Guarnición: Porotos o Frijoles Verdes

2 ½ tazas de porotos/frijoles verdes
1 cucharada de ajo picado
Espolvorear semillas de sésamo

En una sartén, cocinar el ajo en aceite de oliva y agregar
los porotos/frijoles verdes.

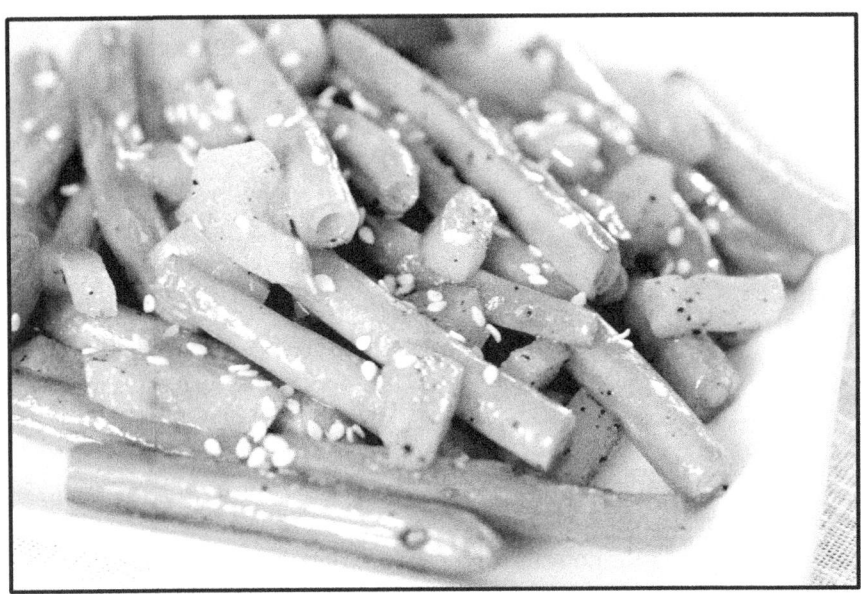

Postre: Naranja con Salsa de Ron

Naranjas, en rodajas y peladas
1 cucharada de extracto de ron
1 cucharada de agave o miel
1 cucharadita de canela
1 taza de jugo de naranja

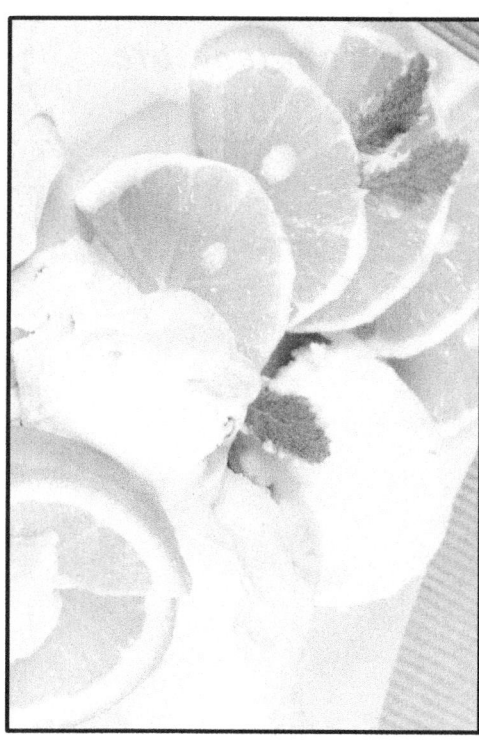

En una sartén, calentar las naranjas, el jugo de naranja, el extracto de ron, el agave y la canela. Verter en compoteras. Puede cubrir con yogurt bajo en grasa y espolvorear azúcar morena o marrón.

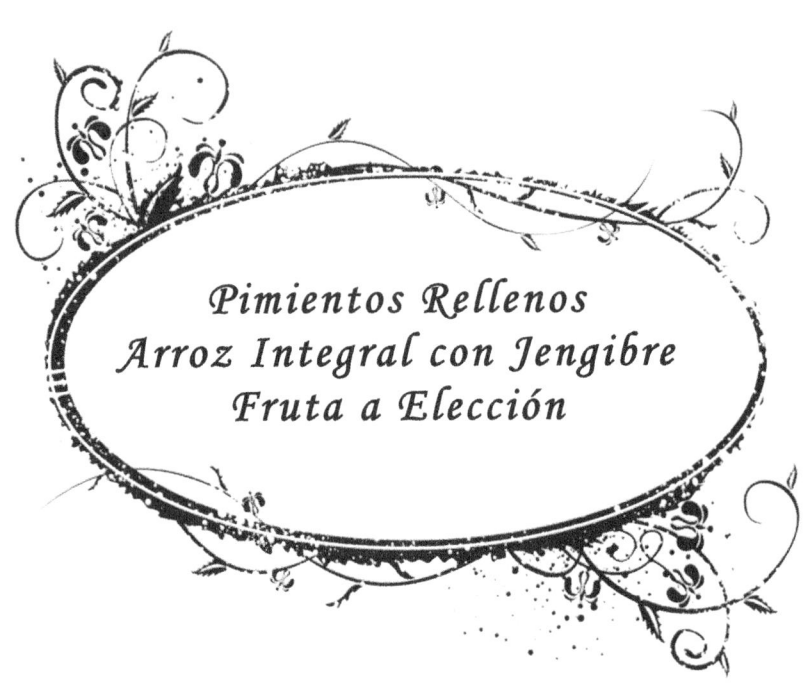

Pimientos Rellenos
Arroz Integral con Jengibre
Fruta a Elección

Pimientos Rellenos

Comida Principal: Pimientos Rellenos

4 pimientos (cortar la parte superior de los pimientos 1 pulgada del tallo, y remover las semillas)
Aceite de oliva
1 cebolla roja, pelada y picada
2 dientes de ajo, pelados y picados
1 libra de carne magra molida o picada
1 taza de tomates picados
1 cucharadita de orégano
1/2 taza de salsa de tomate
1/2 cucharada de Salsa Worcestershire
Unas gotas de salsa de Tabasco y sal y pimienta a gusto

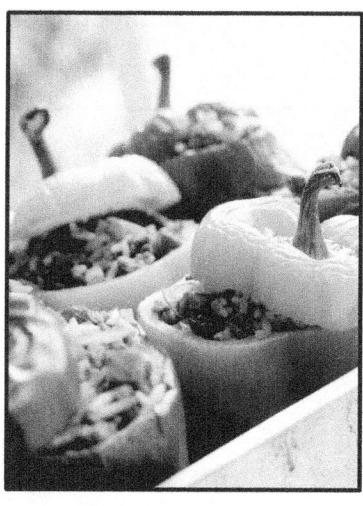
Pre-calentar el horno a 350 grados. Calentar el aceite en una sartén sobre fuego medio. Agregar las cebollas y el ajo y cocinar durante 5 minutos o hasta que estén translucidas. Remover del fuego. Luego en un bol, agregar la carne, los tomates, la salsa de tomate, Worcestershire y el orégano como así también las cebollas y el ajo recién cocinado.
Mezclar bien.

Colocar la parte cortada del pimiento sobre una asadera, luego rellenar los pimientos con relleno de la carne cruda. Agregar 1/4 taza de agua a la asadera. Colocar en el horno y hornear durante 40-50 minutos o hasta que la carne esté cocinada.

Pimientos Rellenos
(continuación)

Guarnición: Arroz Integral con Jengibre

1 ½ taza de agua
1 taza de arroz integral
1 cucharadita de jengibre
2 cucharaditas de semillas de sésamo

Colocar el arroz integral y el agua en una cacerola. Hervir el agua del arroz sin tapar. Luego colocar la tapa sobre la cacerola, y reducir el calor a fuego lento. Agregar las semillas de sésamo y el jengibre mientras el arroz hierve a fuego lento durante 20 minutos. Apagar el fuego, y dejar que el arroz se asiente en la cacerola tapada durante otros 10 minutos.

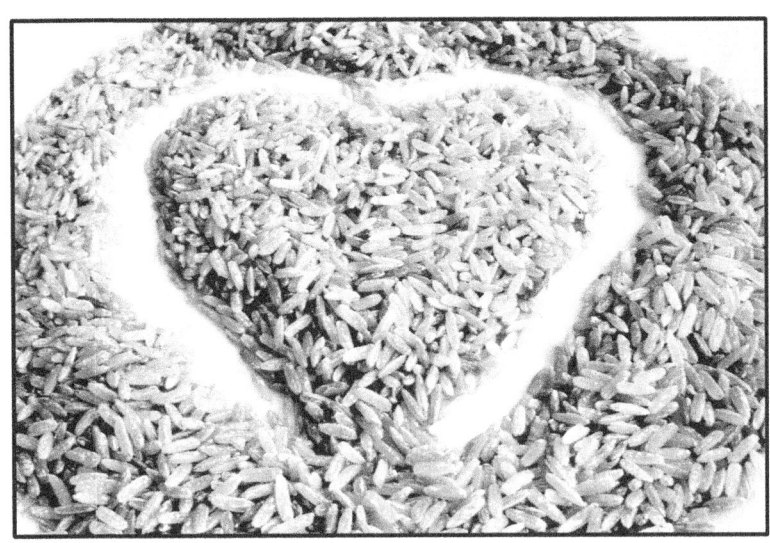

Postre: Fruta a Elección

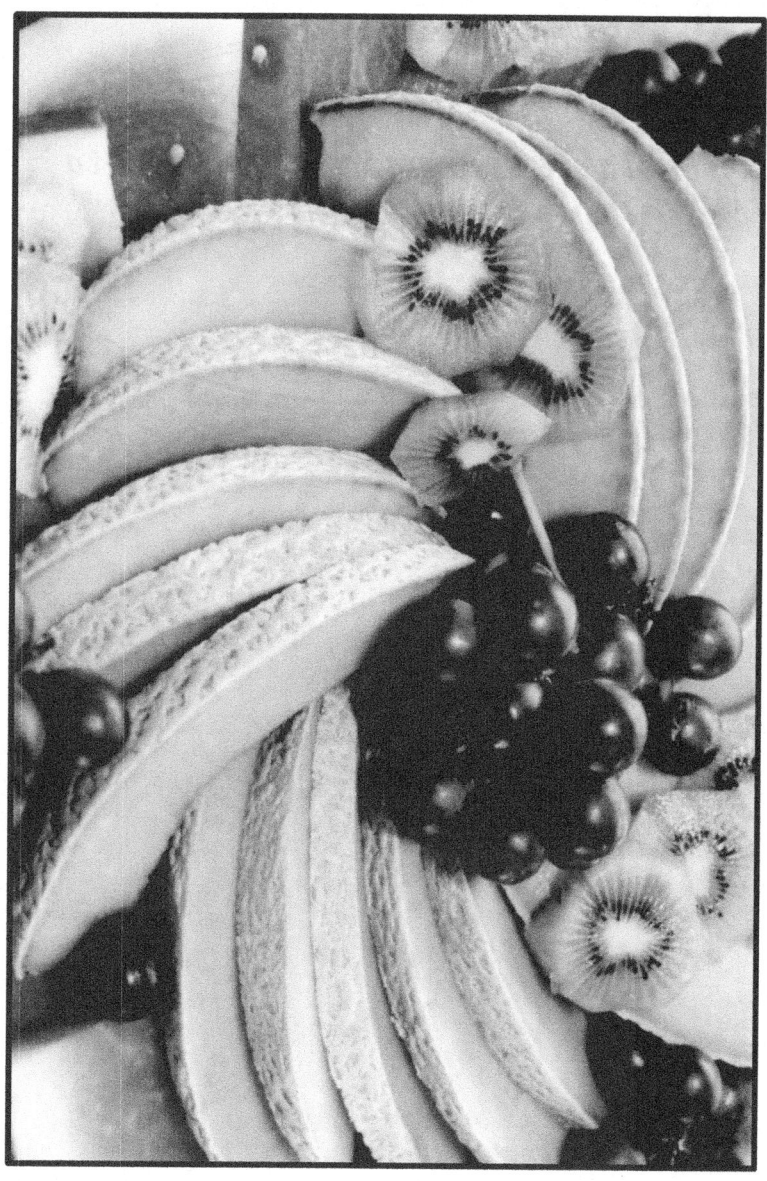

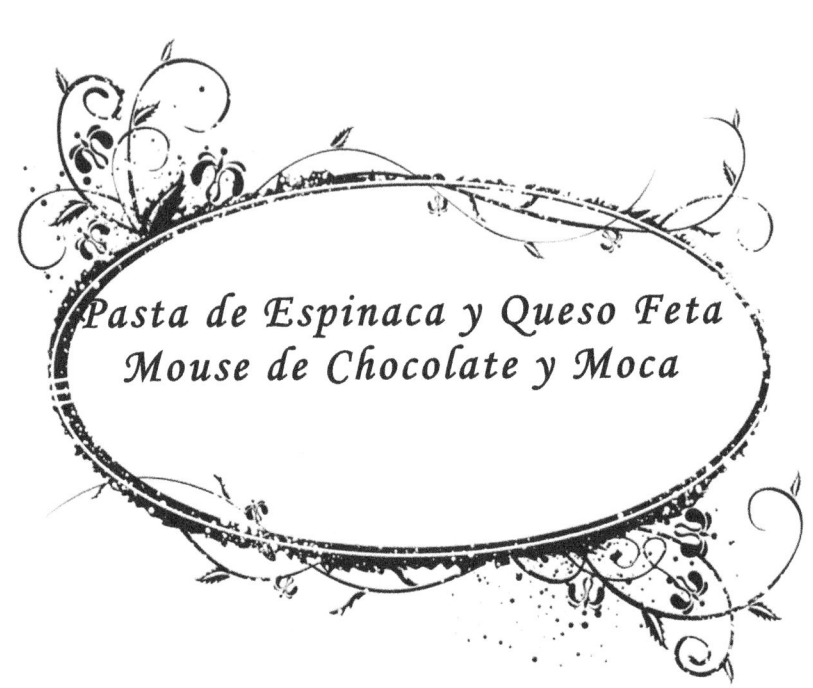

Pasta de Espinaca y Queso Feta
Mouse de Chocolate y Moca

Pasta de Espinaca y Queso Feta

Comida Principal: Pasta de Espinaca y Queso Feta

Pasta tipo moño, harina integral
1/2 taza de queso feta
1-2 (10 oz) paquete, espinaca congelada
1 lata de aceitunas negras, escurridas
1/2 taza de aceite de oliva
2 cucharadas de vinagre balsámico
3 cucharadas de jugo de limón fresco
1 diente de ajo, machacado
1 cucharadita de orégano

Cocinar la pasta de acuerdo a las instrucciones del paquete. Cocinar la espinaca al vapor y luego escurrir. Mezclar la espinaca con la pasta; cubrir con las aceitunas, el vinagre, el aceite de oliva, el jugo de limón, el ajo y el queso feta; mezclar bien y servir.

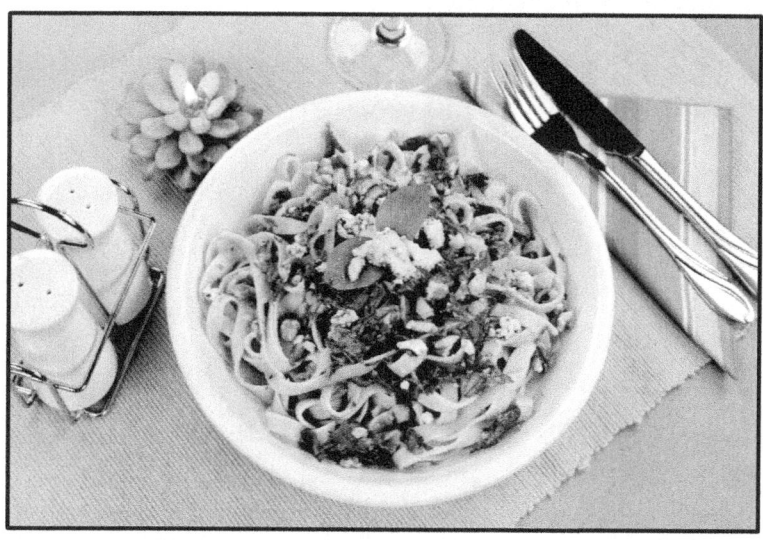

Pasta de Espinaca y Queso Feta

(continuación)

Postre: Mouse de Chocolate y Moca

2 tazas de Pudín de Chocolote, sin grasa
1 ½ taza de café, molido
Crema batida, sin grasa

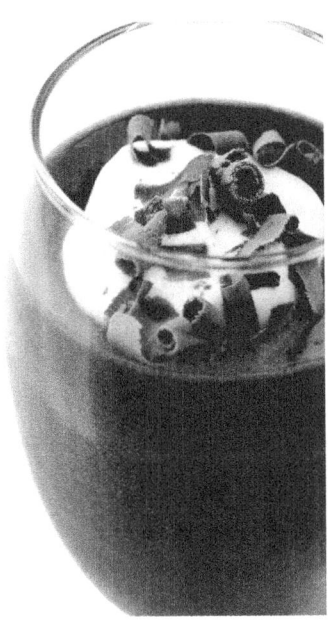

En un bol, batir el pudín, el café y la crema batida. Colocar en platos de postre y espolvorear canela encima.

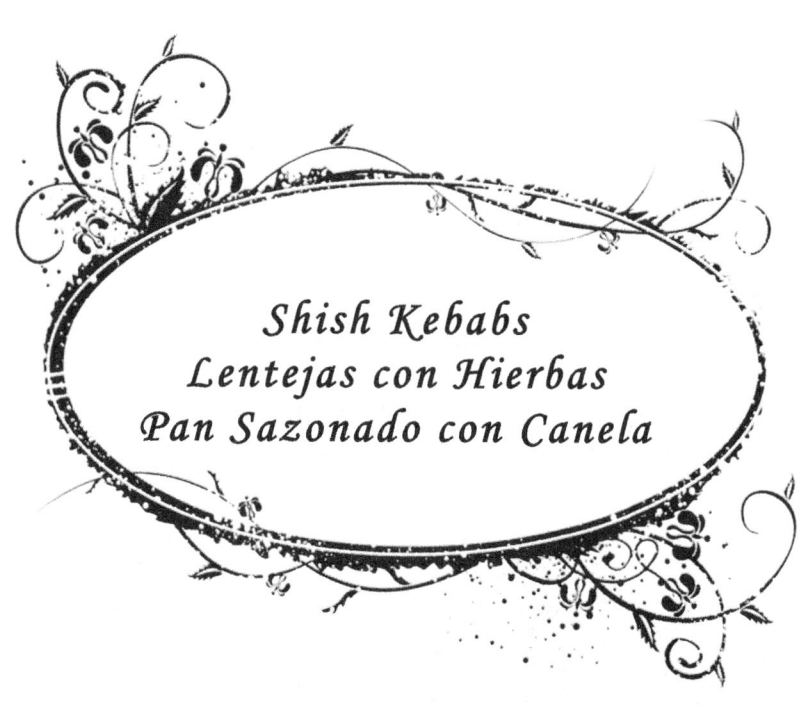

Shish Kebabs
Lentejas con Hierbas
Pan Sazonado con Canela

Shish Kebabs

Comida Principal: Shish Kebabs

1 ½ libras de pollo, cortar en cubos
3/4 taza de aceite de oliva
2 cucharadas de jugo de limón
1 cucharada de miel
1/2 cucharadita de curry
3 dientes de ajo, machacados
1/2 cucharadita de orégano seco
1/2 cucharadita de albahaca seca
2 cebollas, cortadas en trozos
1 pimiento verde, cortado en trozos
2 tomates, en rodajas
Brochetas de shish kebab (metal o bambú)

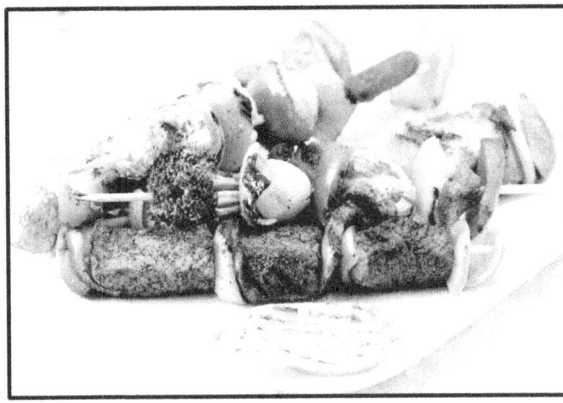

En una licuadora, licuar la miel, el curry, el aceite, el jugo de limón el ajo, el orégano y la albahaca. Agregar el pollo y mezclar bien. Colocar en bolsas plásticas con cierre y marinar durante 2 horas. Macerar el pollo, las cebollas, los pimientos verdes y los tomates en el macerado. Asar sobre calor indirecto durante 7-8 minutos, luego dar vuelta y asar el otro lado durante 7-8 minutos.

Shish Kebabs
(continuación)

Guarnición: Lentejas con Hierbas

2 tazas de agua
1 taza de lentejas
Sal al gusto

Hervir las lentejas hasta que estén cocinadas. Puede agregar algunas cebollas o cilantro/culantro para obtener un sabor extra.

* Lavar las lentejas antes de usar.

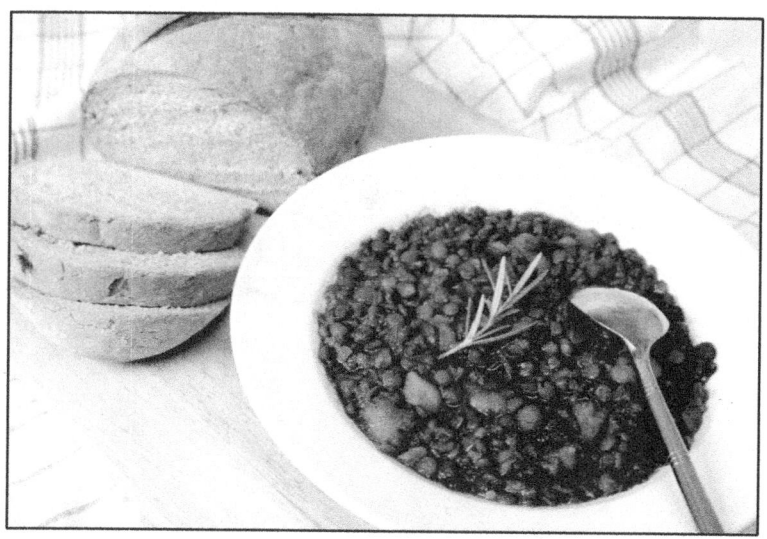

Postre: Pan Sazonado con Canela

Pan integral
1 cucharada de miel
1 cucharadita de canela
1 cucharadita de pimienta de Jamaica

En un pequeño bol, mezclar la miel, la canela y la pimienta de Jamaica. Esparcir sobre el pan caliente.

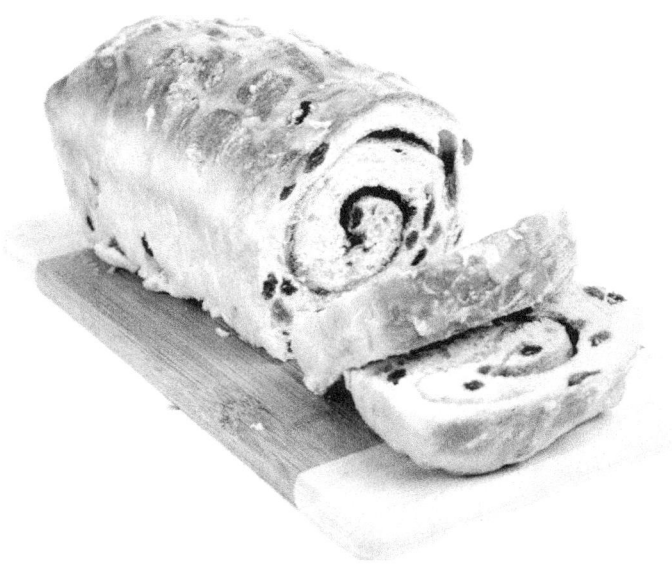

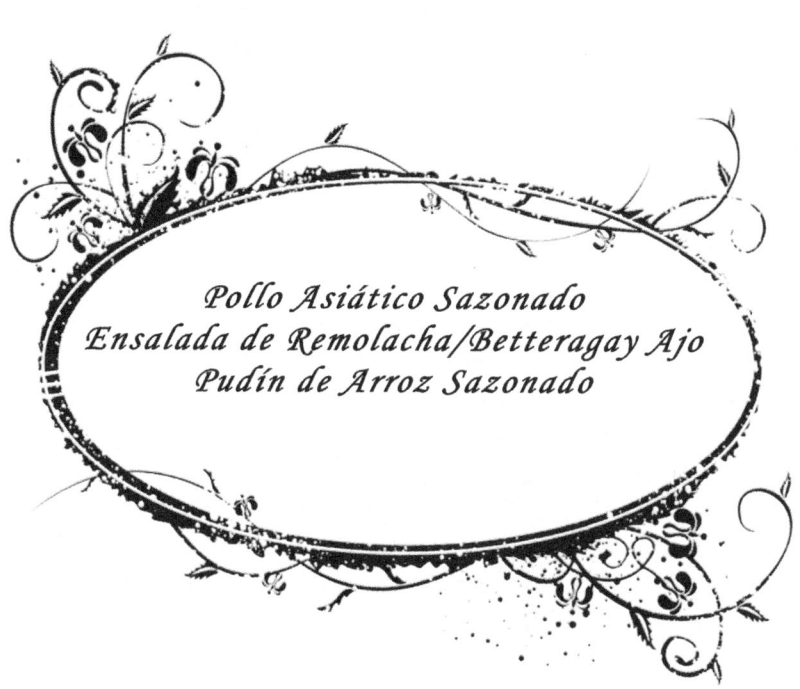

Pollo Asiático Sazonado
Ensalada de Remolacha/Betteragay Ajo
Pudín de Arroz Sazonado

Pollo Asiático Sazonado

Comida Principal: Pollo Asiático Sazonado

1 ½ libras de pollo, cocinado y cortado en rodajas
3/4 tazas de aceite de oliva
1 cucharadita de canela
1 cucharadita de curry en polvo
1 cucharadita de jengibre en polvo
1 cucharadita de cúrcuma en polvo
1 cucharadita de ají en polvo
Sal y pimienta al gusto

En un bol, mezclar el aceite de oliva y todas las especies. Pintar sobre el pollo y hornear o cocinar en sartén hasta que el pollo esté hecho.

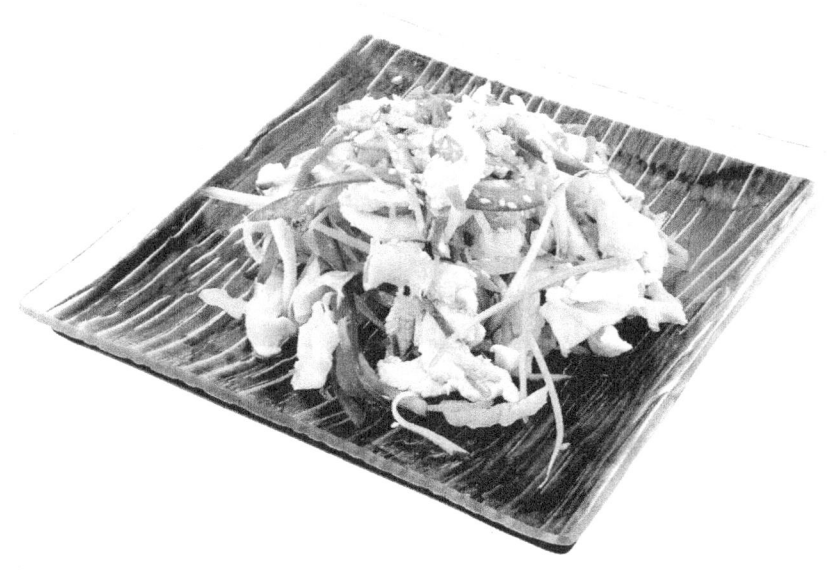

Pollo Asiático Sazonado
(continuación)

Guarnición: Ensalada de Remolacha o betteraga y Ajo

4 remolachas/beterragas medianas
I diente de ajo, machacado
I manojo pequeño de perejil
Aceite de oliva
Vinagre balsámico

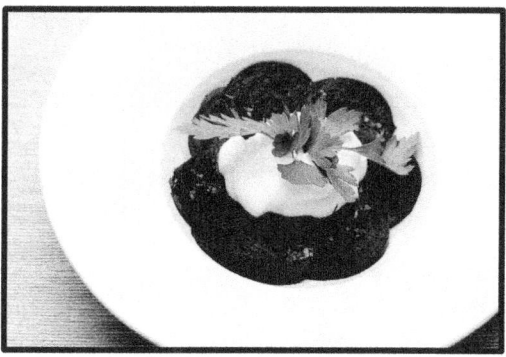

En un bol, mezclar el ajo, el perejil, el aceite de oliva y el vinagre. En una cacerola colocar las

remolachas/beterragas y hervirlas hasta que estén tiernas. Colocar en un lugar frío. Agregar aderezo y mezclar bien.

Postre. Pudín de Arroz Sazonado

Pudín de arroz, pre-hecho
1/2 cucharadita de canela molida
1/4 cucharadita de cardamomo molido
1/4 cucharadita de jengibre
1/8 cucharadita de pimienta de jamaica molida

Mezclar todos los ingredientes en un bol grande. Servir en platos de postre.

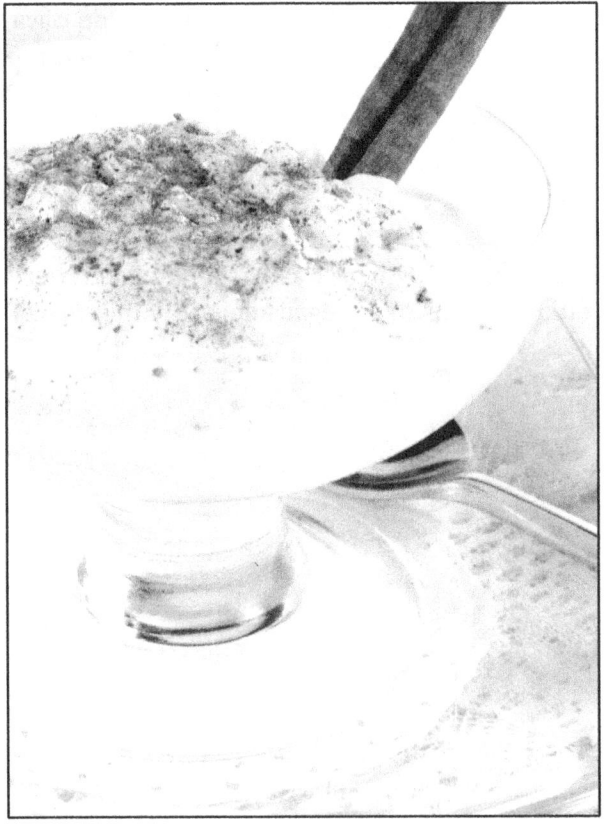

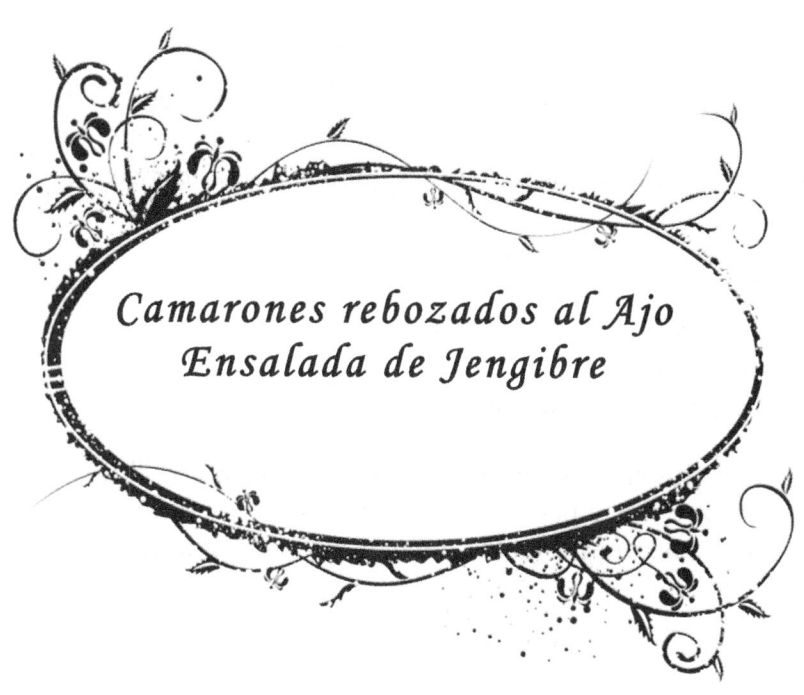

Camarones rebozados al Ajo
Ensalada de Jengibre

Camarones rebozados al Ajo

Comida Principal: Camarones rebozados al Ajo

Camarón, enjuagado y pelado (puede utilizar camarones congelados)
2 dientes de ajo, picados
2 cucharaditas de perejil seco
1 cucharada de jugo de limón
Aceite de oliva
Sal y pimienta a gusto

Freír los camarones en aceite de oliva. Agregar, el ajo, los camarones, el perejil y el jugo de limón. Cocinar hasta que los camarones estén rosado y el ajo esté cocinado.

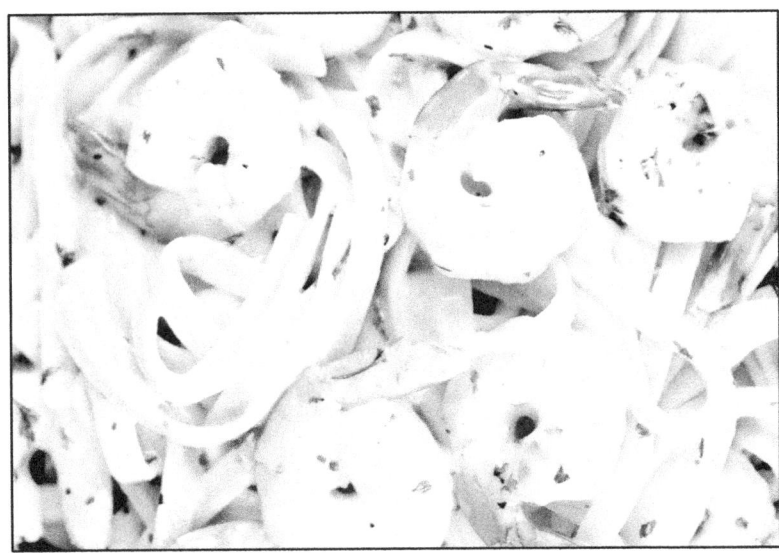

Guarnición: Ensalada de Jengibre
(continuación)

3 cucharadas de jugo de lima
2 cucharadas de vinagre balsámico
1 cucharadita de ají en polvo
2 cucharaditas de jengibre, seco
1 cucharada de azúcar rubia o marrón
2 cucharadas de agua

Mezclar todos los ingredientes en una licuadora o procesadora de alimentos hasta que estén suaves. Mezclar con la ensalada. Puede agregar zanahorias ralladas si desea.

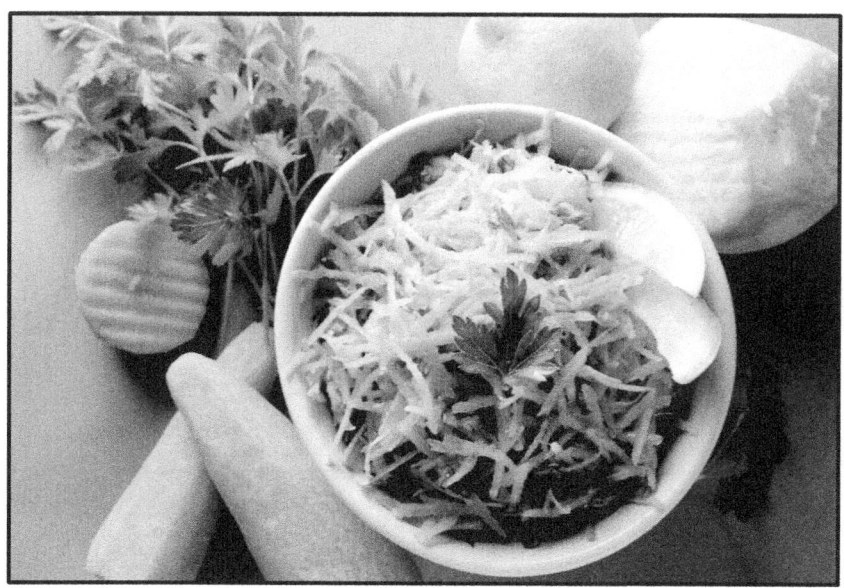

Postre: Tarta de Manzana

Manzanas, peladas, sin el centro y en rodajas
2 cucharaditas de canela
1 cucharada de azúcar rubia o marrón
2 cucharadas de agua
Galletitas integrales, desmenuzadas

Colocar todos los ingredientes en una cacerola. Cocinar lentamente hasta que las manzanas estén blandas. En platos de postre, colocar las manzanas y cubrir con migas de galletitas integrales.

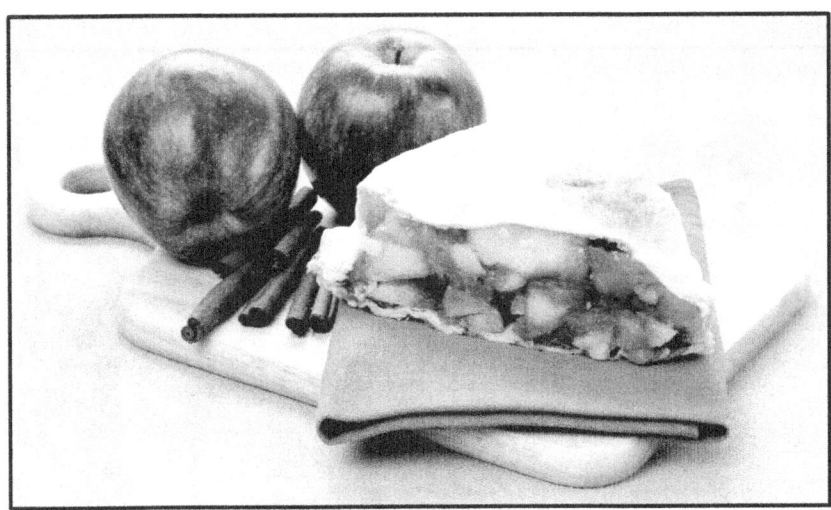

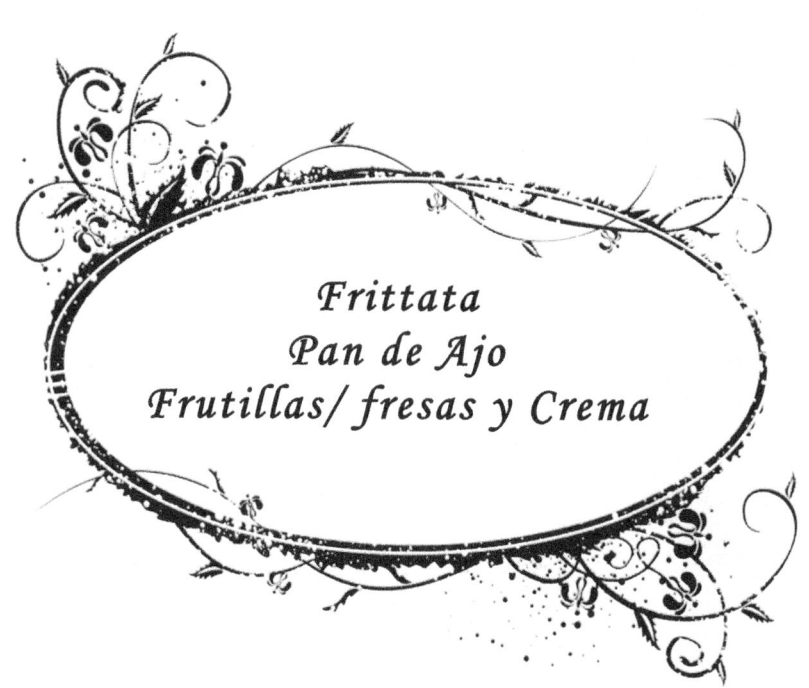

Frittata
Pan de Ajo
Frutillas/ fresas y Crema

Frittata

Comida Principal: Frittata

2 tazas de vegetales picados (utilizar lo que tenga en la heladera)
1 cucharada de aceite de oliva
4 huevos grandes
8 claras de huevo (guardar la yema para otro plato)
1 taza de queso rallada bajo en grasa
1 cucharadita de aderezo
1 cucharadita de paprika

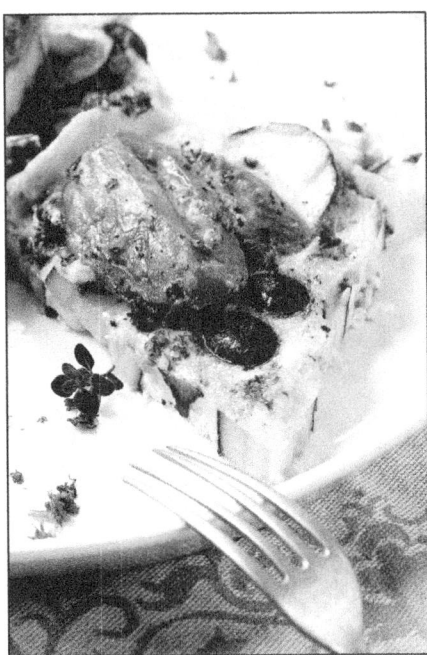

En una sartén grande, antiadherente, cocinar los vegetales hasta que estén tiernos (aproximadamente 3 minutos). Agregar el aderezo, la páprika y la pimienta, si desea. Separar.

En un bol, batir los huevos y las claras hasta que se unan. Mezclar con el queso rallado y la mezcla de vegetales salteados.

En una sartén caliente, verter rápidamente la mezcla de huevo, distribuyendo los vegetales en forma pareja en el fondo de la sartén. Cubrir la sartén y cocinar, sin revolver, durante 6 minutos,

Frittata
(continuación)

Guarnición: Pan de Ajo

1 pan de molde de harina integral
5 cucharadas de manteca Light
2 cucharaditas de ajo, picado o en polvo

Cortar el pan a lo largo. En un pequeño bol mezclar el Ajo y la Manteca. Esparcir la mezcla de manera pareja dentro de cada mitad. Colocar el pan con la manteca para arriba sobre una placa de horno y poner a asar. Cocinar hasta que quede dorado.

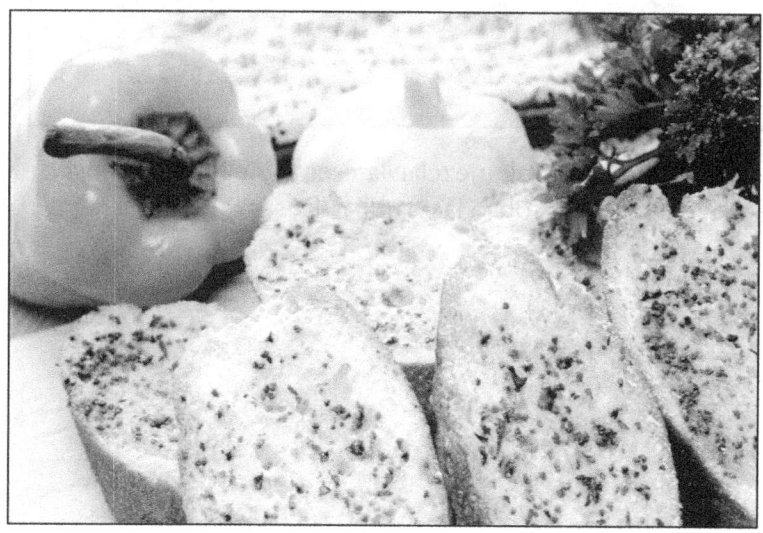

Postre: Frutillas/fresas y Crema

Frutillas/fresas, lavadas y en rodajas
2 cucharadas de crema descremada
2 cucharadas de azúcar rubia o marrón

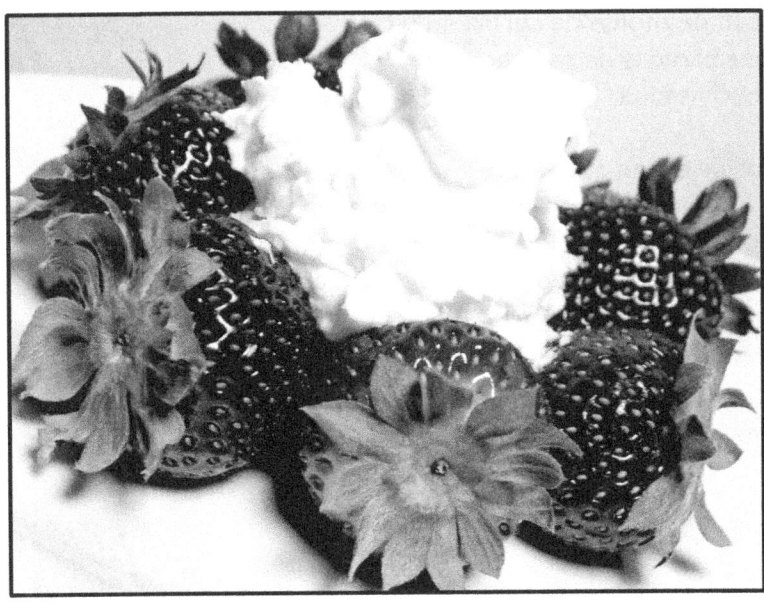

En un pequeño bol, mezclar la crema y el azúcar rubia o marrón. Verter sobre las frutillas/fresas

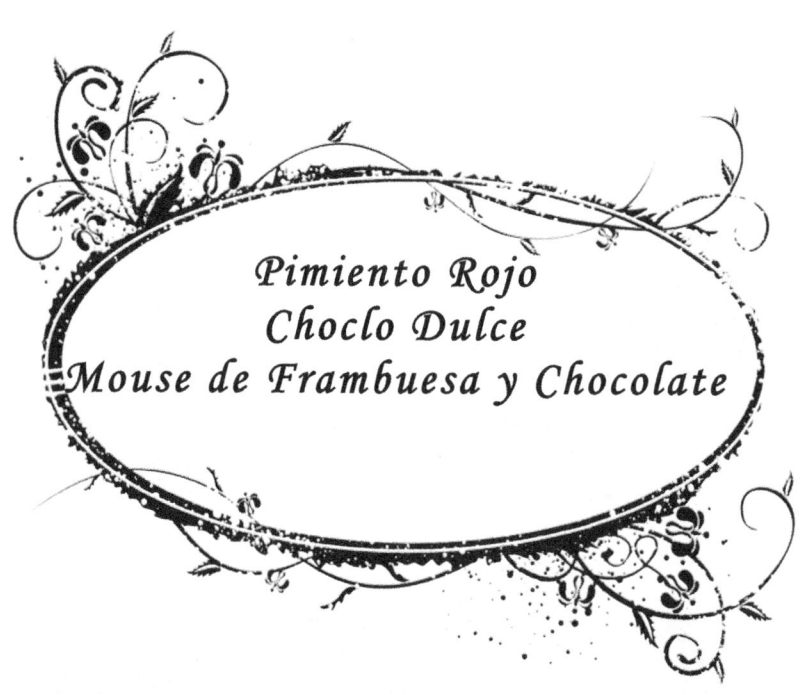

Pimiento Rojo
Choclo Dulce
Mouse de Frambuesa y Chocolate

Pimiento Rojo

Comida Principal: Pimiento Rojo

1 libra de carne molida o picada magra
1 cebolla blanca, picada
1/2 pimienta verde, picada
1 lata de sopa de tomate
2 latas de habichuelas o frijoles rojos
1 cucharadita de chile o ají en polvo
Pizca de canela
Sal y pimienta a gusto

Dorar la carne picada, cebolla, y pimiento; escurrir el aceite. Agregar sopa, ají, canela y porotos. Hervir a fuego lento durante 30 a 40 minutos.

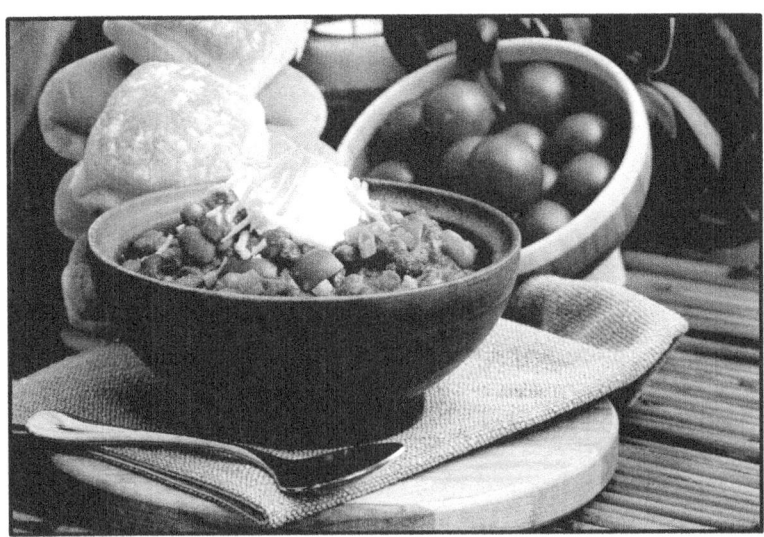

Pimiento Rojo
(continuación)

Guarnición: Choclo Dulce

1 lata de choclo o maíz dulce
1 cucharada de aceite de oliva
Pizca de queso parmesano

En un bol, mezclar el choclo, el aceite y el queso parmesano. Mezclar bien y calentar en microondas hasta que esté caliente.

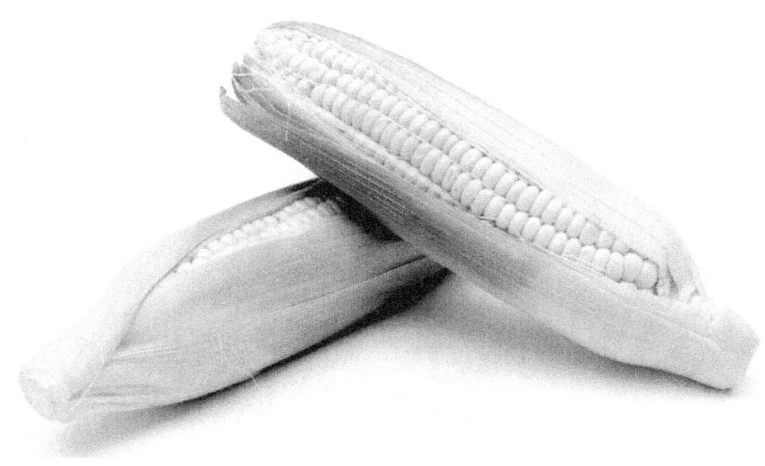

Postre:

Mouse de Frambuesa con Chocolate

I ½ taza de pudín de chocolate pre-hecho, sin azúcar
½ taza de yogurt natural, sin grasa
I cucharadita de extracto de menta
I cucharada de jalea o mermelada de frambuesa natural o
el sabor a su gusto
Crema batida sin grasa
Caramelo de menta picado

En un bol, mezclar el yogurt, la jalea y el extracto de
menta. Mezclar bien. En una copa de vino o champagne,
colocar pudín de chocolate, seguido de yogurt y cubrir con
pudín de chocolate nuevamente. Terminar agregando un
poco de crema batida encima y decorar con caramelo!

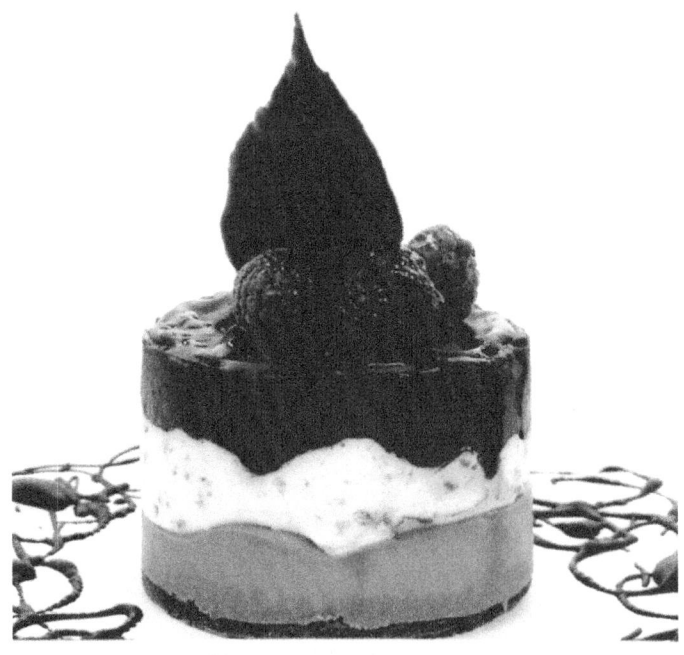

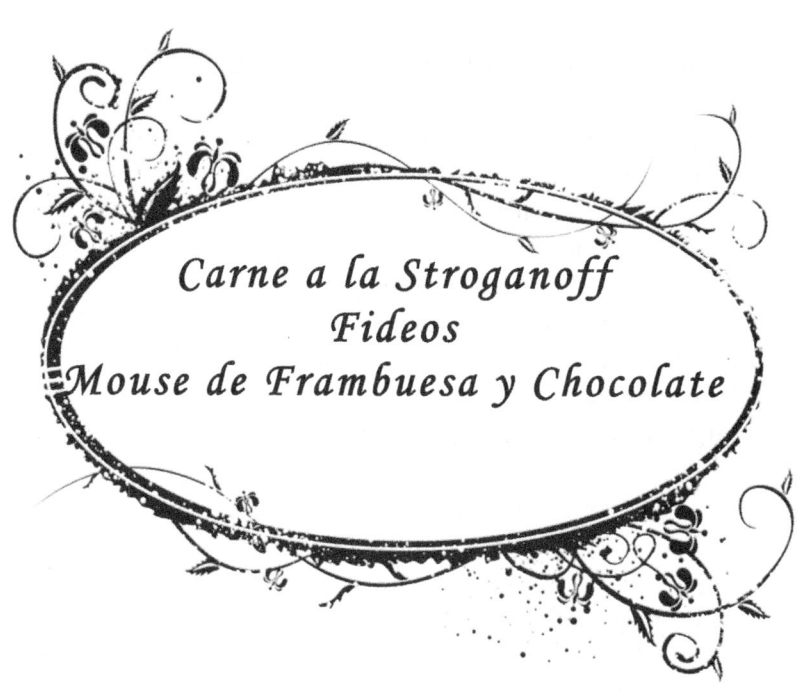

Carne a la Stroganoff
Fideos
Mouse de Frambuesa y Chocolate

Carne a la Stroganoff

Comida Principal: Carne a la Stroganoff

1/2 taza de cebollas en rodajas
2 dientes de ajo
2 cucharadas de harina
2 cucharadas de sal
1 lata de hongos o champiñones en rodajas
1/4 cucharadita de pimienta
1 libra de carne molida o picada magra
1 lata de caldo de pollo
1 cucharada de vinagre balsámico
1 (6 oz.) de lata de salsa de tomate
1 pote de crema agria, sin grasa

En una sartén pesada sobre fuego medio, saltear la cebolla y el ajo hasta que estén blandos. Agregar la mezcla de harina, sal, pimienta, hongo/champiñones, caldo, vinagre y salsa de tomate. Hervir a fuego lento, sin tapar durante 10 minutos hasta que la carne se cocine. Servir sobre fideos.

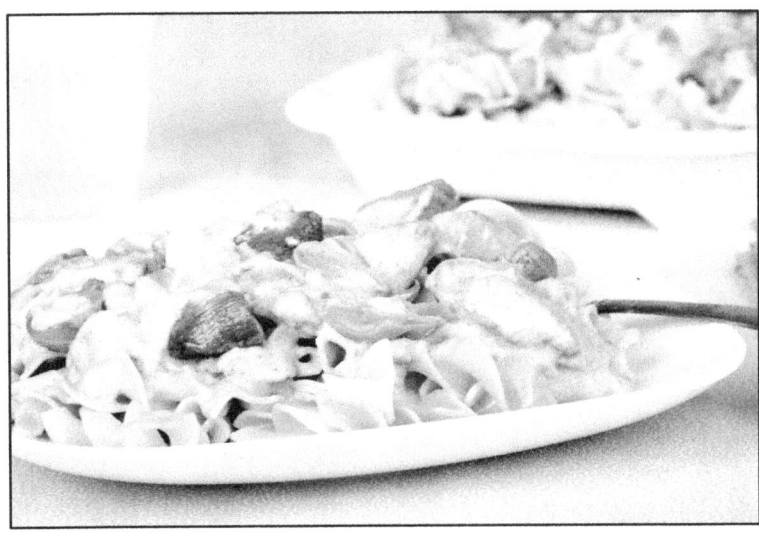

Carne a la Stroganoff
(continuación)

Guarnición: Fideos de Huevo

Cocinar los fideos como lo indica el paquete.

* Los fideos son la única pasta hecha con huevo sólido lo que le da un color más intenso que otra pasta

Cómo Medir la Pasta

4 onzas de pasta cruda.
1 taza de pasta seca = 2 ½ tazas de pasta cocinada

Coditos
Conchas
Tirabuzón
Vaina
Ruedas
Penne
Ziti

4 onzas de pasta cruda.
1 manojo de pasta seca de 1 pulgada de diametro = 2 tazas de pasta cocinada

Spaghetti
Cabello de Angel
Vermicelli
Fettuccini
Linguini

Postre: Cerezas con Almendras Tostadas

2 tazas de queso ricota
1 taza de cerezas, picadas
1 cucharada de almendras, por la mitad
1 cucharadita de pimienta de Jamaica
1 cucharadita de azúcar rubía o marrón

Calentar las cerezas en el microonda en alto hasta que se calienten, durante 1 a 2 minutos. Cubrir las cerezas con el queso ricota, el azúcar, la pimienta de Jamaica y las almendras.

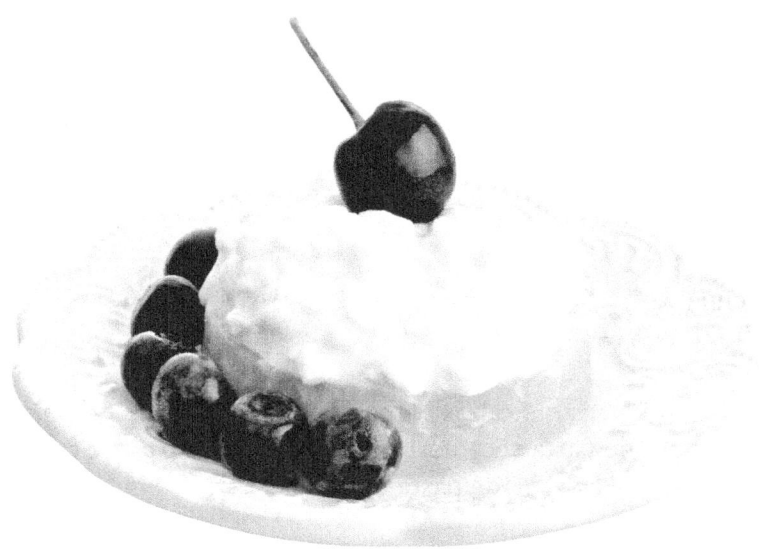

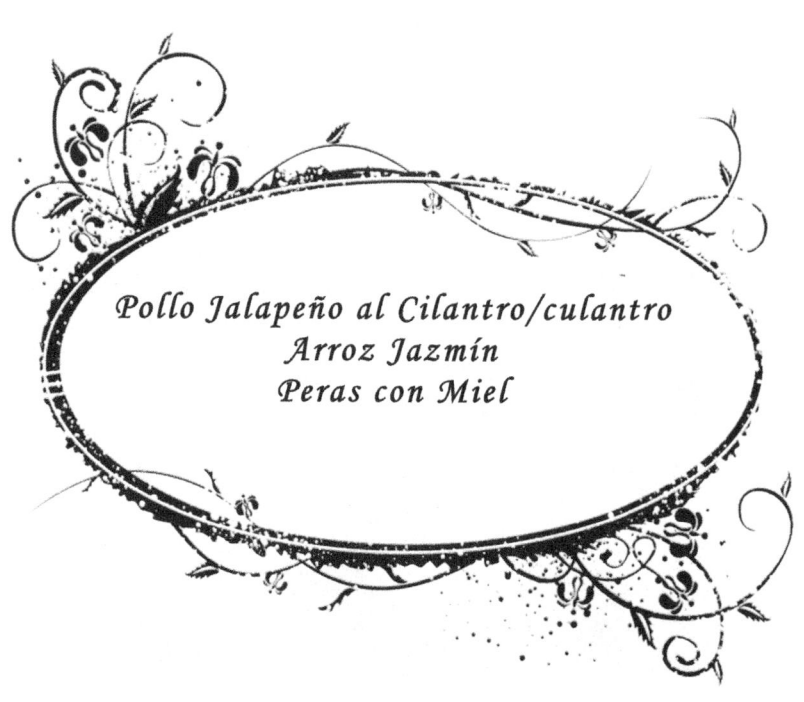

Pollo Jalapeño al Cilantro/culantro
Arroz Jazmín
Peras con Miel

Pollo Jalapeño al Cilantro/culantro

Comida Principal: Pollo Jalapeño al Cilantro/culantro

2 tazas de pechuga de pollo, en cubos y cocinada
1 cucharada de semillas de sésamo

Salsa Jalapeña con Cilantro/culantro: (el estilo de Mamá)

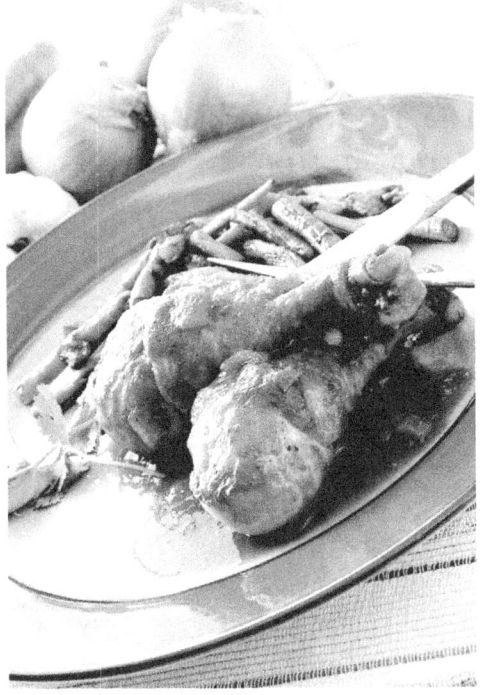

1 jalapeño, picado y sin las semillas
2 cucharadas de cilantro/culantro, picado
3 cucharadas de aceite de oliva
Pizca de sal

En un procesador de alimentos, picar el jalapeño, el cilantro/culantro y el aceite de oliva.

En un bol, mezclar el pollo, las semillas de sésamo y la salsa de cilantro/culantro.

Verter sobre arroz jazmín cocinado.

Pollo Jalapeño al Cilantro/culantro
(continuación)

Guarnición: Arroz Jazmín (Puede utilizar arroz integral)

3 tazas de arroz jazmín, escurrir bajo agua fría y cocinar
3 cucharadas de aceite de oliva
1 cucharadita de jengibre en polvo
3 dientes de ajo, picados
4 ½ tazas de caldo de pollo, de bajo contenido en sodio

Calentar el aceite en una cacerola grande sobre fuego medio-alto. Agregar el jengibre y el ajo y cocinar durante 5 minutos. Luego agregar el arroz y revolver 3 minutos.

Postre: Peras con Miel

2 peras, peladas, sin el centro y en cubos
½ cucharadita de jengibre
½ cucharadita de canela
1 cucharadita de vainilla
1 cucharada de pasas de uva
1 cucharada de miel
2 cucharaditas de almendras, picadas

En un pequeño bol, mezclar bien todos los ingredientes.

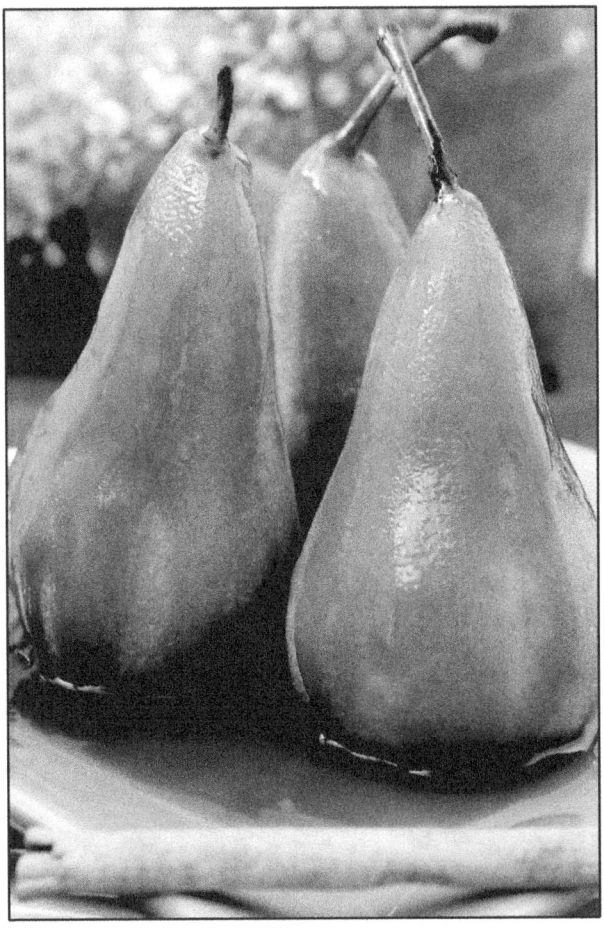

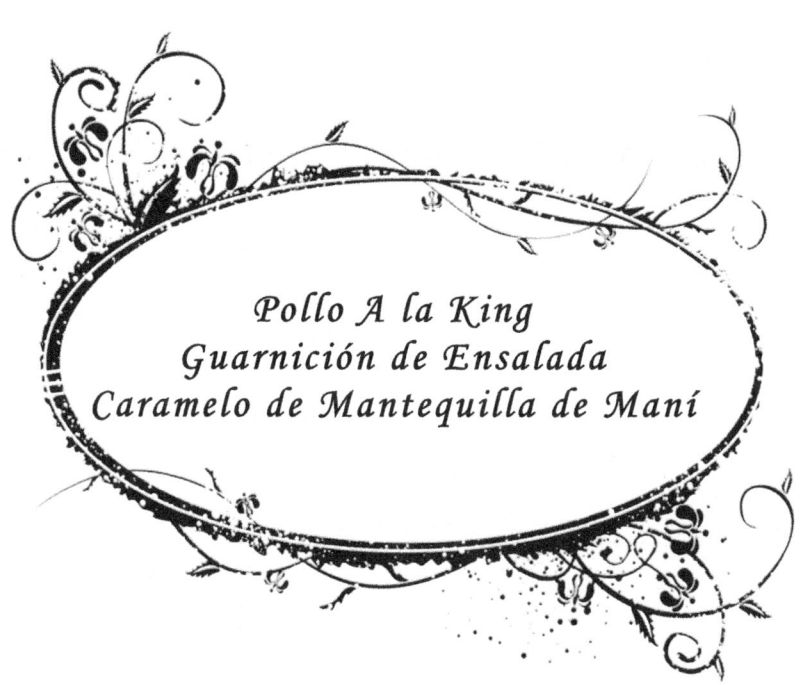

Pollo A la King
Guarnición de Ensalada
Caramelo de Mantequilla de Maní

Pollo A La King

Comida Principal: Pollo A La King

1 taza de leche, sin grasa
1 taza de arroz integral, escurrido y cocinado
1 lata de sopa crema de champiñones, sin grasa
1 lata de sopa crema de pollo, sin grasa
1 lata de arvejas, escurridas
1 lb de pollo cocinado y desmenuzado (también sirven restos de pollo asado!!)

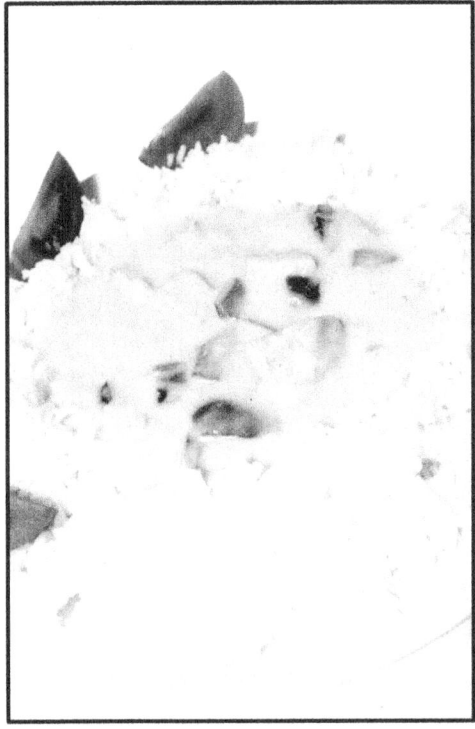

En un bol, mezclar la sopa crema de champiñones con 1/2 taza de leche y ½ lata de agua. Hacer lo mismo con la sopa crema de pollo, luego mezclar las dos juntas. Agregar el pollo y el arroz, y revolver hasta que estén bien mezclados.

Cocinar sobre llama media hasta que la mezcla de sopas comience a hervir y a espesar. Agregar las arvejas y cocinar durante 2 minutos más.

Pollo A La King
(continuación)

Guarnición: Guarnición de Ensalada

Lechuga
Elección de vegetales
Elección de aderezos para ensalada, bajas calorías o baja en grasa

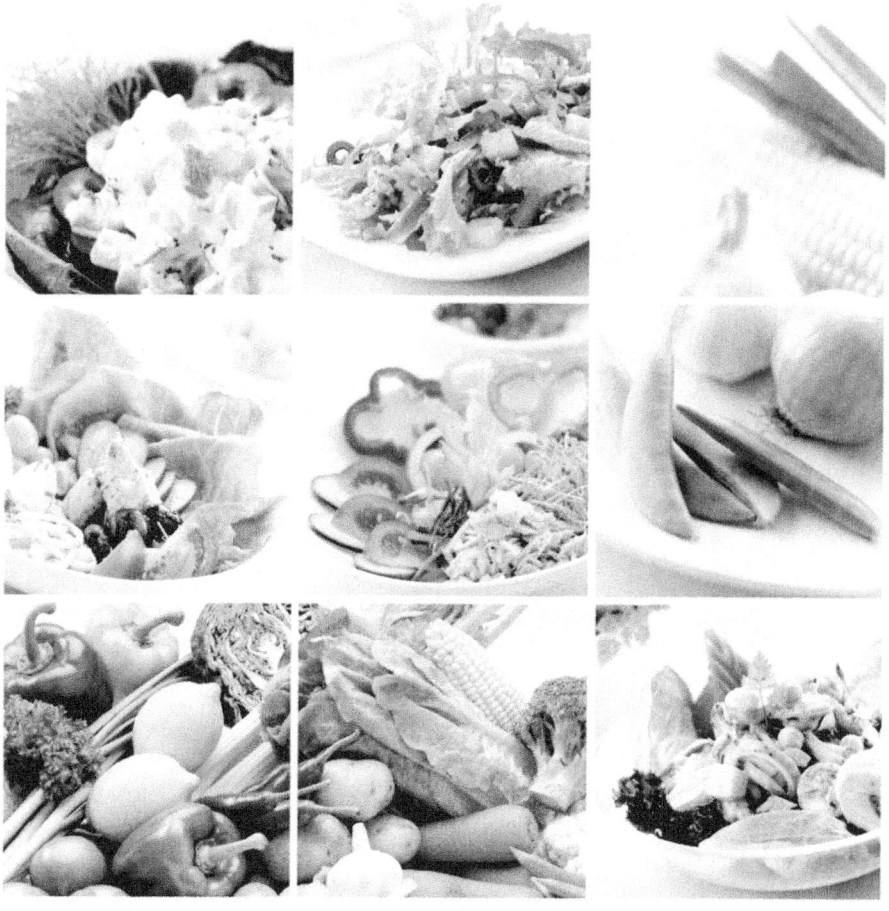

Postre: Caramelo de Mantequilla de Maní

1 taza de maníes asados, desmenuzados
½ taza de azúcar
1 cucharadita de vainilla
¾ taza de leche
¼ taza de azúcar rubia o marrón

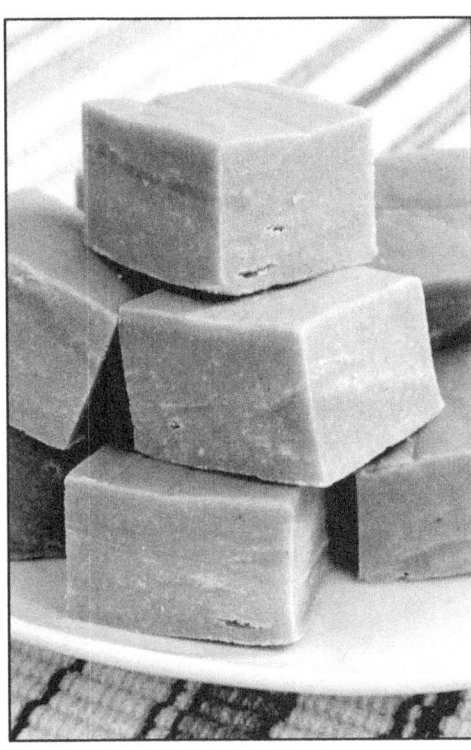

En una cacerola, mezclar y calentar los maníes con ½ taza de azúcar, la vainilla y la leche hasta que se disuelva el azúcar. Bajar la llama y cocinar, revolver a menudo durante 15 minutos hasta que la mezcla espese, quitar de la cocina. Colocar la mezcla de maní sobre la pasta y emparejar con una espátula.

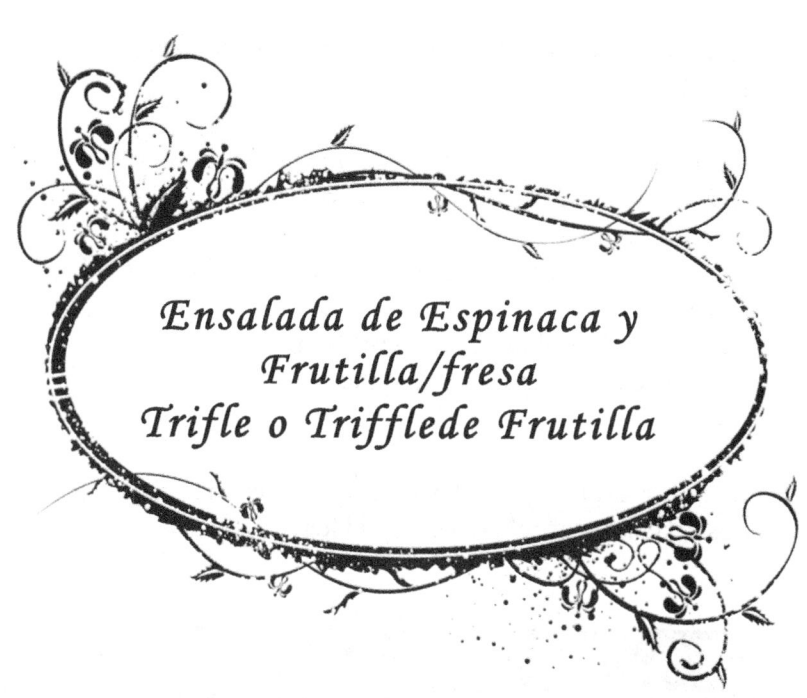

Ensalada de Espinaca y
Frutilla/fresa
Trifle o Trifflede Frutilla

Ensalada de Espinaca y Frutilla/ fresa

Comida Principal: Ensalada de Espinaca y Frutilla/fresa

1 taza de espinaca desmenuzada o espinaca bebé
1 1/2 taza de frutillas/fresas en rodajas
1/2 taza de nueces, picadas
2 onzas de queso azul, desmenuzado, bajas calorías o bajo en grasa
Aderezo de Frambuesa para ensalada
2 cucharadas de jugo de arándano

Mezclar la espinaca con las frutillas/fresas en rodajas, el queso, las nueces, el aderezo y el jugo.

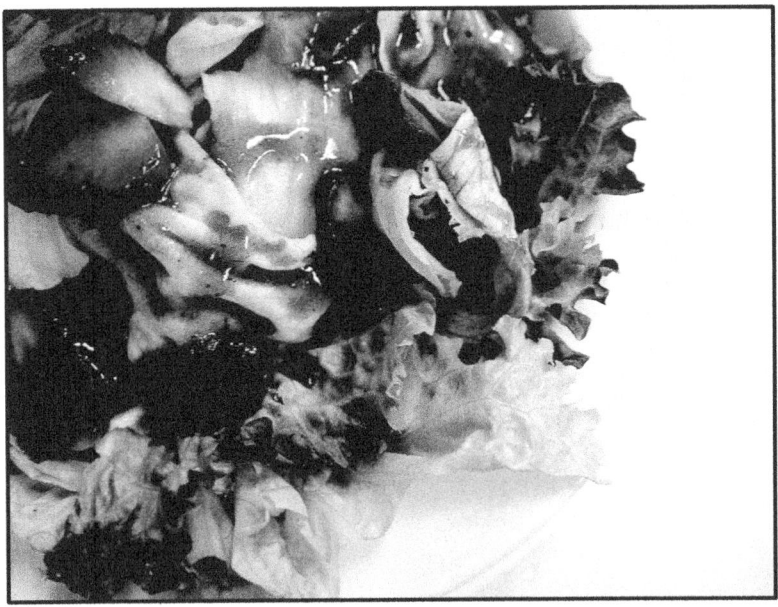

Ensalada de Espinaca y Frutilla/fresa
(continuación)

Postre: Trifle o triffles de frutilla o fresa

Galletitas integrales
Pudín de Vainilla pre-hecho
2 tazas de frutillas/fresas frescas en rodajas

Colocar la mitad de las frutillas/fresas en rodajas sobre las galletitas; cubrir con el pudín. Colocar las frutillas/fresas en rodajas restantes sobre la mezcla del pudín; colocar una cobertura.

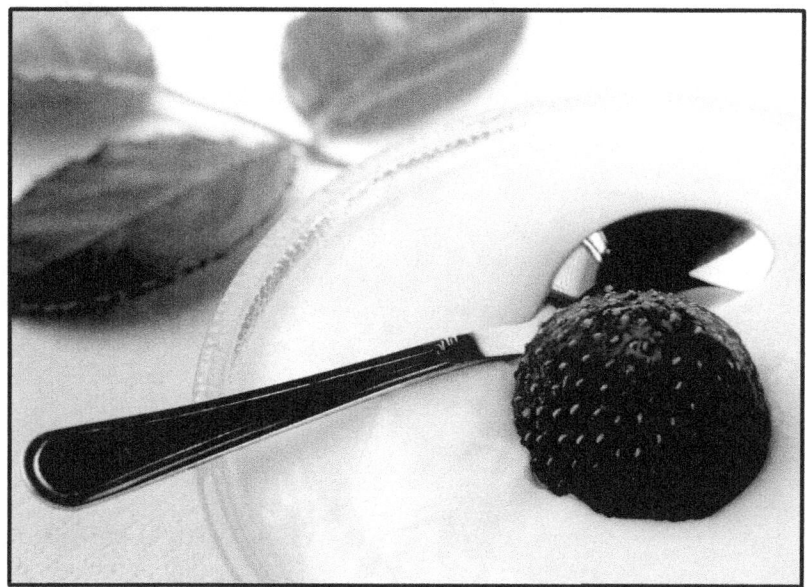

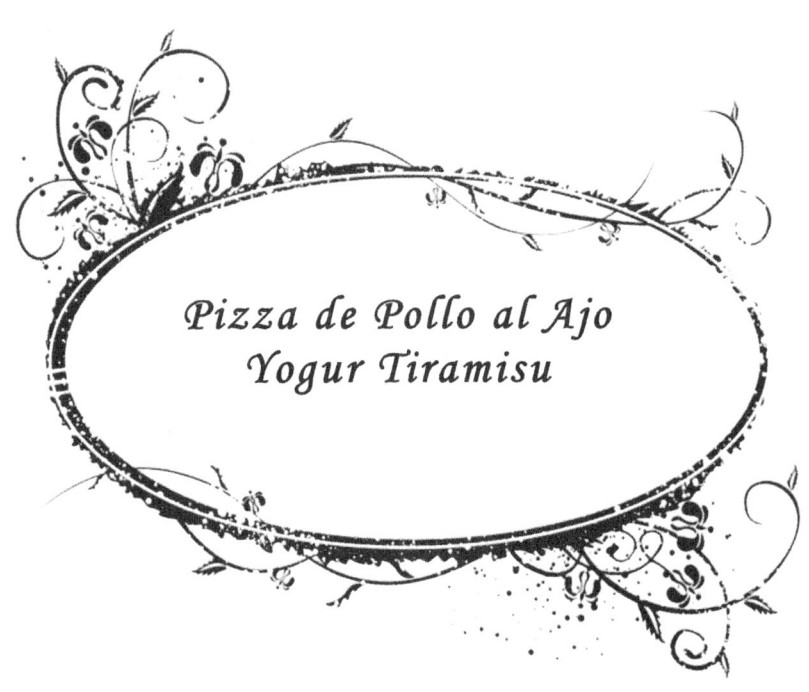

Pizza de Pollo al Ajo
Yogur Tiramisu

Pizza de Pollo al Ajo

Comida Principal: Pizza de Pollo al Ajo

1 cucharada de harina de maíz
1 masa de pizza congelada de 10 onzas
3 tomates perita medianos, en rodajas delgadas
4 onzas de pollo cocinado, en cubos de 1 pulgada
3 cucharadas de perejil fresco cortado
4 dientes de ajo, pelados y picados
1/4 cucharadita de pimienta molida en trozos grandes
1 taza de queso mozzarella rallado descremado

Cubrir una asadera para pizza de 12 pulgadas con aerosol para cocinar; espolvorear con harina de maíz. Presionar la masa congelada en la asadera, levantando los bordes. Colocar el tomate en rodajas, el ajo y el pollo sobre la masa. Agregar albahaca y pimienta, y cubrir con mozzarella. Hornear a 425 grados F durante 13 a 18 minutos, o hasta que el queso esté burbujeante.

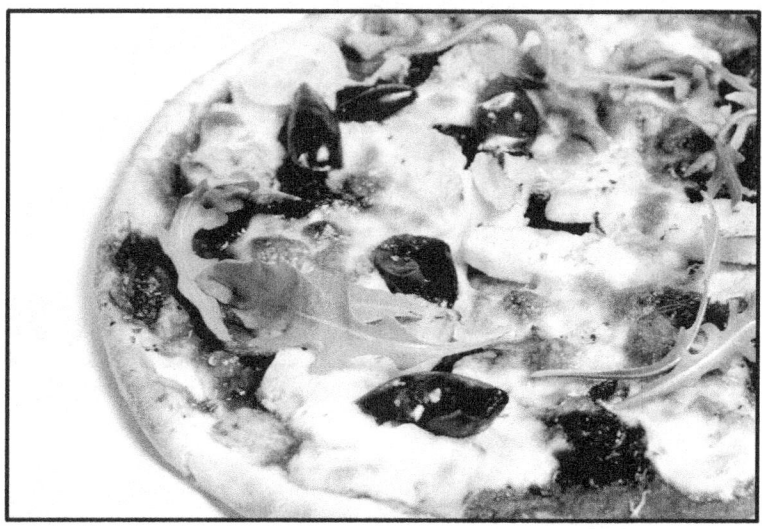

Pizza de Pollo al Ajo
(continuación)

Postre: Yogur Tiramisu

2 tazas de yogur de vainilla, sin grasa
2 cucharadas de café instantáneo, descafeinado
2 cucharaditas de canela
½ taza de de copos de maíz desmenuzados
Crema batida descremada o sin grasa

En un bol, mezclar el yogur de vainilla, el café y la canela. Colocar la mezcla de yogur en una copa de vino y cubrir con los copos de maíz y la crema batida.

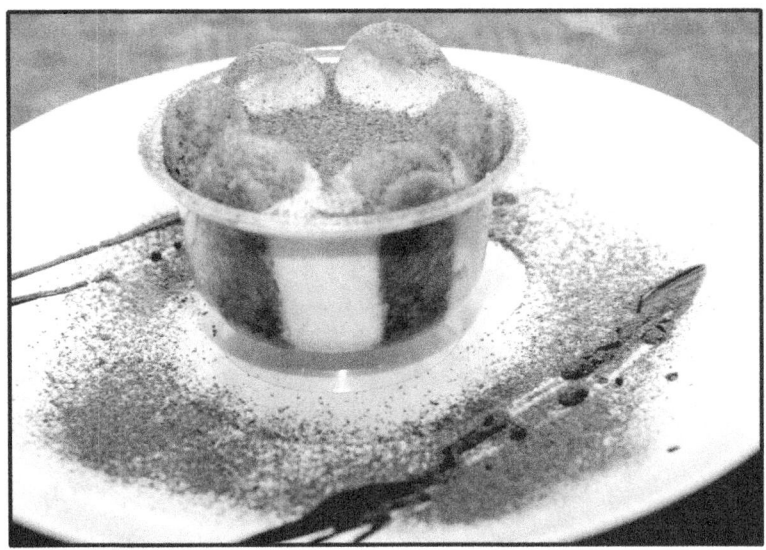

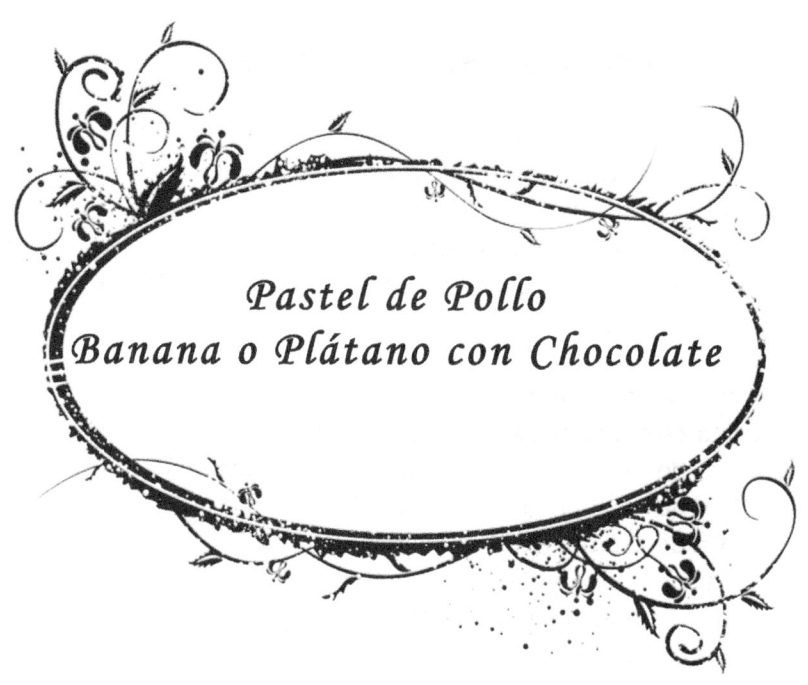

Pastel de Pollo
Banana o Plátano con Chocolate

Pastel de Pollo

Comida Principal: Pastel de Pollo

l cucharada de aceite de oliva
l l/2 libras de carne molida o picada magra
l cebolla, picada
l cucharadita de ajo, picado
l pimiento verde, quitar las semillas y el tallo, picado
l/2 cucharadita de sal
2 cucharaditass de ají en polvo
2 cucharaditas de comino
l lata de tomates asados
l lata de pimientos verdes, escurridos, picados
l lata de maíz en grano, escurrido
l lata de aceitunas en rodajas
l/3 taza de pasas de uva
l taza de queso cheddar picante
l/3 taza de agua
l libra de mezcla de pan de maíz

Precalentar el horno a 375°F.
Calentar el aceite de oliva en una sartén grande a fuego
medio alto. Agregar la carne molida, la cebolla y el
pimiento. Agregar sal, ají en polvo y el comino. Cocinar,
revolver de vez en cuando, hasta que la carne molida esté
marrón en todos lados. Sacar del fuego. Escurrir el exceso
de grasa.

Pastel de Pollo
(continuación)

Postre: Banana o plátano con Chocolate

2 bananas/ plátanos, cortadas al medio y peladas
1 barra de chocolate, agridulce o semi-amargo
Pizca de ají en polvo
Yogurt de vainilla descremado

En un bol, derretir el chocolate y agregar el yogurt y el ají en polvo. Mezclar bien. Volcar sobre la banana y asar u hornear la banana durante 5-10 minutos.

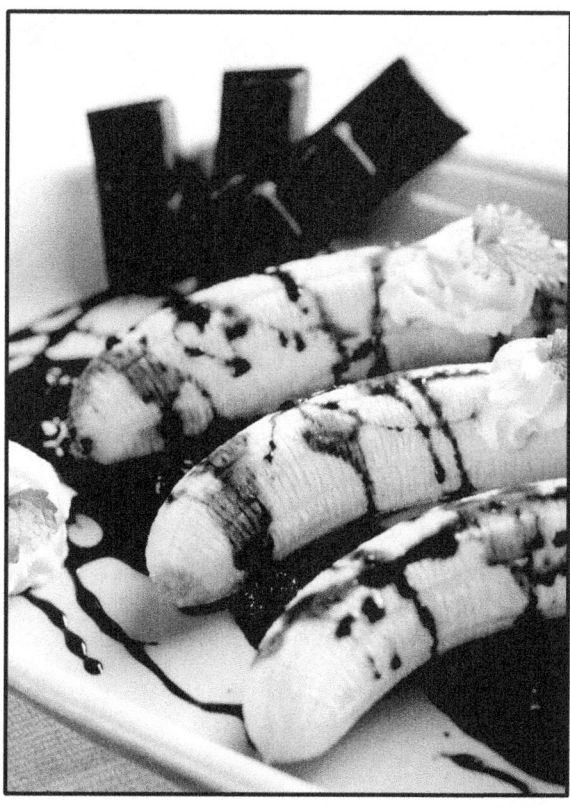

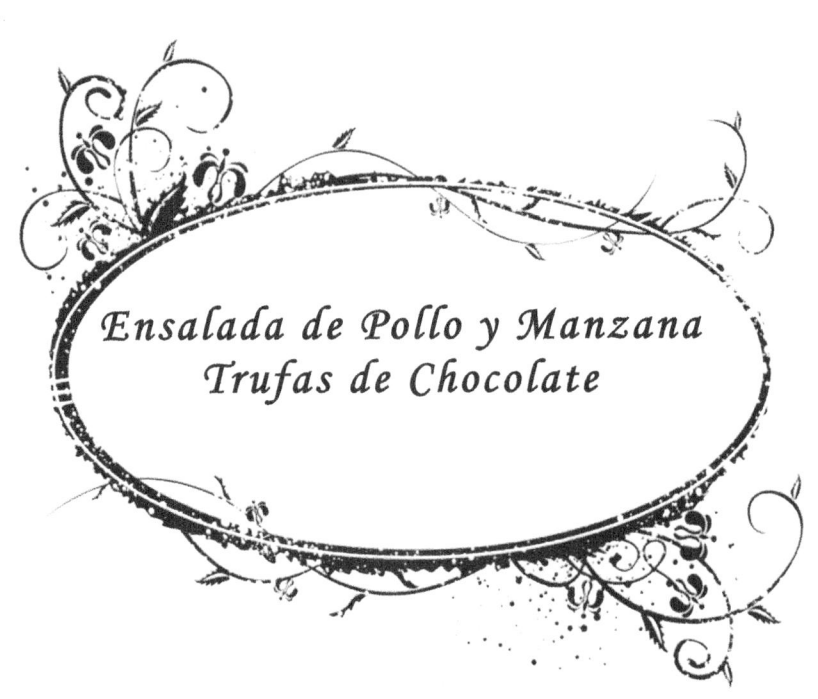

Ensalada de Pollo y Manzana
Trufas de Chocolate

Ensalada de Pollo y Manzana

Comida Principal: Ensalada de Pollo y Manzana

4 manzanas rojas enteras, sin centro
1 manzana verde, pelada y picada finamente
1 ½ tazas de pollo, cocinado y en cubos
1 cucharada de mayonesa, bajas calorías
½ taza de cebollas rojas, picadas
1 cucharadita de vainilla

En un bol, mezclar bien el pollo, la vainilla, los trozos de manzana verde, la mayonesa y las cebollas. Colocar la mezcla de pollo dentro de cada manzana.

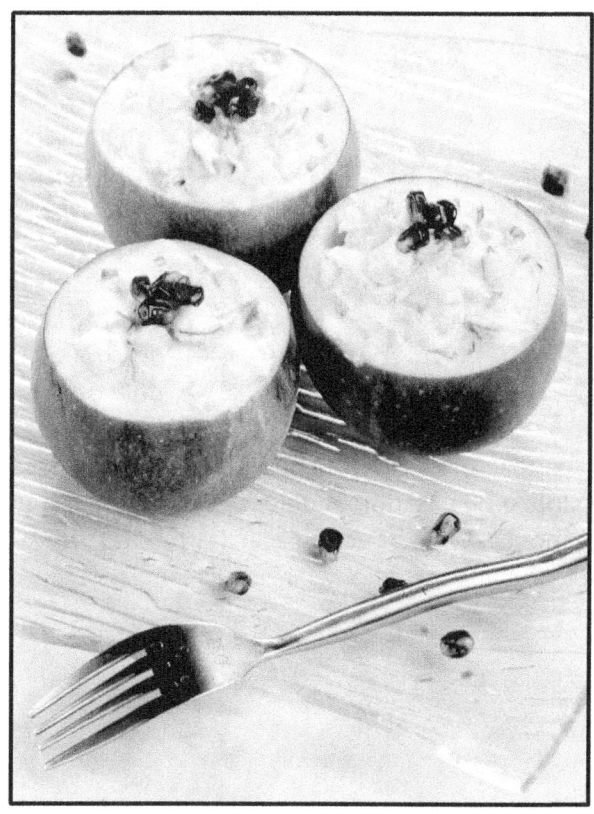

Dessert: Chocolate Truffles

Postre: Trufas de Chocolate

4 cuadrados de chocolate para cocinar, semi-amargo
4 cucharadas de puré de manzana, natural
1 ½ tazas de avena rápida. Cruda
3 cucharadas de miel oscura

En un bol, mezclar bien la avena y la miel. En otro bol,

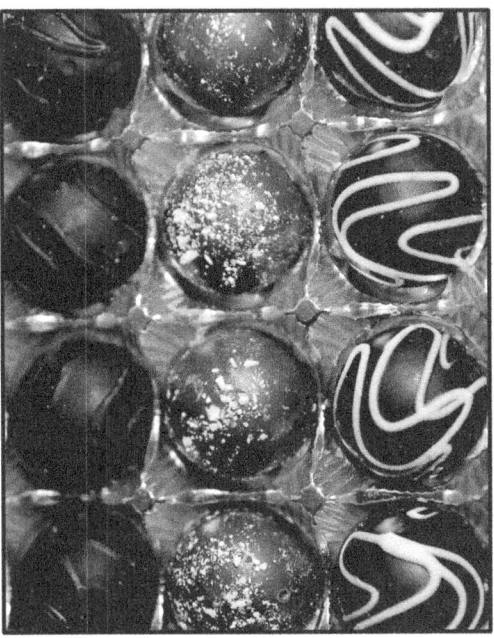 mezclar el chocolate y el puré o compota de manzana y cocinar en el microondas durante 2-3 minutos, revolviendo constantemente, hasta que el chocolate se haya derretido. Una vez derretido agregar la mezcla de chocolate al bol con la avena. Mezclar bien.

Con las manos, formar pelotas pequeñas y redondas. Colocar sobre una asadera, cubierta y congelar durante por lo menos 2 horas. Puede pasar las pelotas de chocolate por nueces, picadas, azúcar, canela, etc.

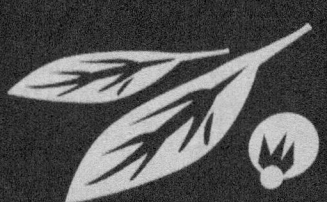

Planificador semanal de Comida

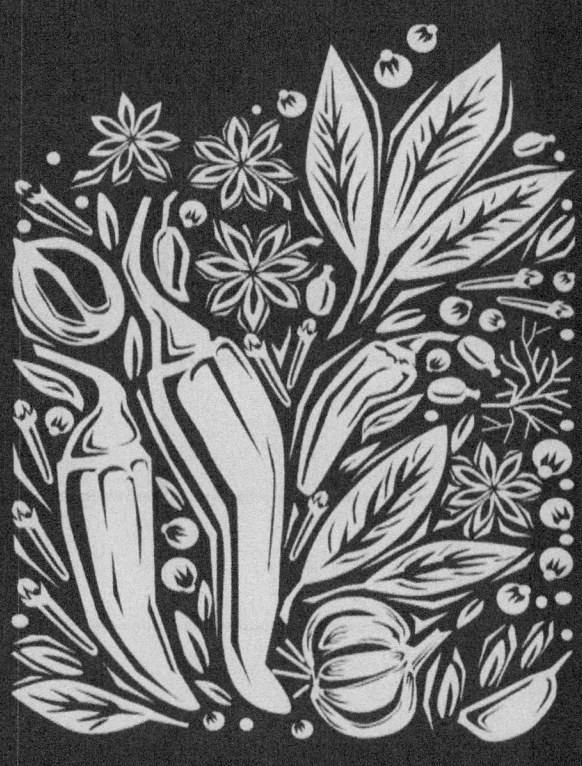

Planificador semanal de Comida

Día	Cena	Ingredientes Para la Comida
Domingo		
Lunes		
Martes		
Miércoles		
Jueves		
Viernes		
Sábado		

Planificador semanal de Comida

Día	Cena	Ingredientes Para la Comida
Domingo		
Lunes		
Martes		
Miércoles		
Jueves		
Viernes		
Sábado		

Planificador semanal de Comida

Día	Cena	Ingredientes Para la Comida
Domingo		
Lunes		
Martes		
Miércoles		
Jueves		
Viernes		
Sábado		

Planificador semanal de Comida

Día	Cena	Ingredientes Para la Comida
Domingo		
Lunes		
Martes		
Miércoles		
Jueves		
Viernes		
Sábado		

Planificador semanal de Comida

Día	Cena	Ingredientes Para la Comida
Domingo		
Lunes		
Martes		
Miércoles		
Jueves		
Viernes		
Sábado		

Planificador semanal de Comida

Día	Cena	Ingredientes Para la Comida
Domingo		
Lunes		
Martes		
Miércoles		
Jueves		
Viernes		
Sábado		

Planificador semanal de Comida

Día	Cena	Ingredientes Para la Comida
Domingo		
Lunes		
Martes		
Miércoles		
Jueves		
Viernes		
Sábado		

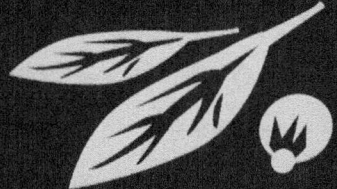

Lista de precios de Compras de abacería
(Corte perforó líneas y lleve con usted)

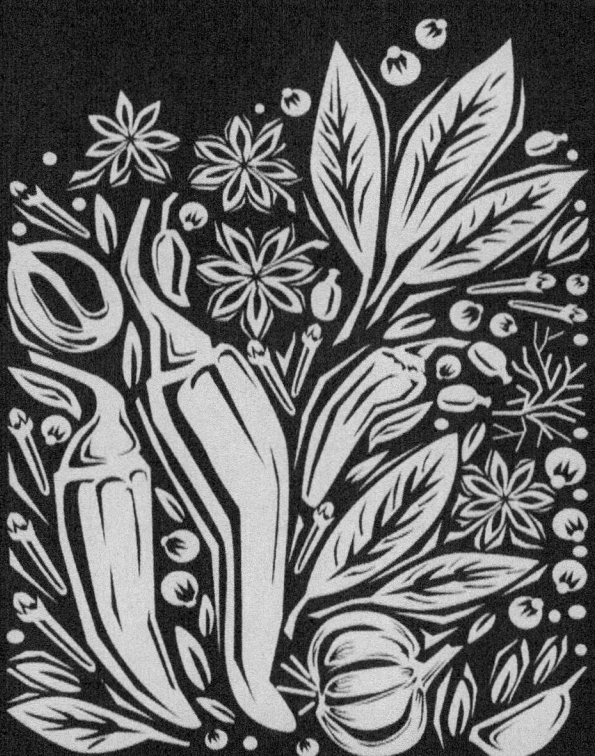

Fecha:_____ **Supermercado:** _____

ARTICULO	PRECIO
_____	$_____
_____	$_____
_____	$_____
_____	$_____
_____	$_____
_____	$_____
_____	$_____
_____	$_____
_____	$_____

Fecha:_____ **Supermercado:** _____

ARTICULO	PRECIO
_____	$_____
_____	$_____
_____	$_____
_____	$_____
_____	$_____
_____	$_____
_____	$_____
_____	$_____
_____	$_____

Fecha:_____ **Supermercado:** _____

ARTICULO	PRECIO
_____	$_____
_____	$_____
_____	$_____
_____	$_____
_____	$_____
_____	$_____
_____	$_____
_____	$_____
_____	$_____

Fecha:_____ **Supermercado:** _____

ARTICULO	PRECIO
_____	$_____
_____	$_____
_____	$_____
_____	$_____
_____	$_____
_____	$_____
_____	$_____
_____	$_____
_____	$_____

Fecha:_____ Supermercado: _____

ARTICULO	PRECIO
_____	$_____
_____	$_____
_____	$_____
_____	$_____
_____	$_____
_____	$_____
_____	$_____
_____	$_____
_____	$_____

Fecha:_____ Supermercado: _____

ARTICULO	PRECIO
_____	$_____
_____	$_____
_____	$_____
_____	$_____
_____	$_____
_____	$_____
_____	$_____
_____	$_____
_____	$_____

Fecha:_____ Supermercado: _____

ARTICULO	PRECIO
_____	$_____
_____	$_____
_____	$_____
_____	$_____
_____	$_____
_____	$_____
_____	$_____
_____	$_____
_____	$_____

Fecha:_____ Supermercado: _____

ARTICULO	PRECIO
_____	$_____
_____	$_____
_____	$_____
_____	$_____
_____	$_____
_____	$_____
_____	$_____
_____	$_____
_____	$_____

Fecha:_____ **Supermercado:** _____

ARTICULO	PRECIO
_____	$_____
_____	$_____
_____	$_____
_____	$_____
_____	$_____
_____	$_____
_____	$_____
_____	$_____
_____	$_____

Fecha:_____ **Supermercado:** _____

ARTICULO	PRECIO
_____	$_____
_____	$_____
_____	$_____
_____	$_____
_____	$_____
_____	$_____
_____	$_____
_____	$_____
_____	$_____

Fecha:_____ Supermercado: _____

ARTICULO	PRECIO
_____	$_____
_____	$_____
_____	$_____
_____	$_____
_____	$_____
_____	$_____
_____	$_____
_____	$_____
_____	$_____

Fecha:_____ Supermercado: _____

ARTICULO	PRECIO
_____	$_____
_____	$_____
_____	$_____
_____	$_____
_____	$_____
_____	$_____
_____	$_____
_____	$_____
_____	$_____

Fecha:_____ **Supermercado:** _____

ARTICULO	PRECIO
_____	$_____
_____	$_____
_____	$_____
_____	$_____
_____	$_____
_____	$_____
_____	$_____
_____	$_____
_____	$_____

Fecha:_____ **Supermercado:** _____

ARTICULO	PRECIO
_____	$_____
_____	$_____
_____	$_____
_____	$_____
_____	$_____
_____	$_____
_____	$_____
_____	$_____
_____	$_____

Made in the USA
Monee, IL
07 July 2026